Frank Kinslow
Quantenheilung

Reihe *Quantum Entrainment*®

Bücher:
- Dr. Frank Kinslow: *Quantenheilung*
- Dr. Frank Kinslow: *Quantenheilung erleben*
- Dr. Frank Kinslow: *Suche nichts – finde alles!*

Taschenkalender:
- Dr. Frank Kinslow: *Quantenheilung Taschenkalender 2011*

Audio-CDs:
- Dr. Frank Kinslow: *Quantenheilung – Das Hörbuch*
- Dr. Frank Kinslow: *Quantenheilung – Meditationen und Übungen*
- Dr. Frank Kinslow: *Quantenheilung im Alltag 1*
- Dr. Frank Kinslow: *Quantenheilung im Alltag 2*

Dr. Frank Kinslow

Quantenheilung

Wirkt sofort –
und jeder kann es lernen

Taschenbuch

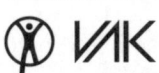

VAK Verlags GmbH
Kirchzarten bei Freiburg

Titel der englischen Originalausgabe: *The Secret of Instant Healing*
© Frank Kinslow, 2008
Erschienen bei: Lucid Sea, LLC
ISBN 9780615226804

Vorbemerkung des Verlags
Dieses Buch dient der Information über Methoden der Gesundheitsvorsorge und Selbsthilfe. Wer die in diesem Buch beschriebene Methode anwendet, tut dies in eigener Verantwortung. Autor und Verlag beabsichtigen keinesfalls, Diagnosen zu stellen oder Therapieempfehlungen zu geben. Die hier beschriebenen Verfahren sind nicht als Ersatz für professionelle medizinische Behandlung bei gesundheitlichen Beschwerden zu verstehen.

Quantum Entrainment® ist ein eingetragenes Markenzeichen. Aus Gründen der Lesbarkeit wurde jedoch im Fließtext auf die Darstellung des ® verzichtet.

Bibliografische Information der Deutschen Nationalbibliothek
Die Deutsche Nationalbibliothek verzeichnet diese Publikation in der Deutschen Nationalbibliografie; detaillierte bibliografische Daten sind im Internet über http://dnb.d-nb.de abrufbar.

VAK Verlags GmbH
Eschbachstraße 5
79199 Kirchzarten
Deutschland
www.vakverlag.de

13. Auflage 2010
© VAK Verlags GmbH, Kirchzarten bei Freiburg 2009
Übersetzung: Isolde Seidel
Lektorat: Nadine Weber, VAK
Umschlaggestaltung: Andrea Barth, Agentur Guter Punkt, München
Layout: Karl-Heinz Mundinger, VAK
Druck und Bindung: Friedrich Pustet KG, Regensburg
Printed in Germany
ISBN: 978-3-86731-039-0

Inhaltsverzeichnis

Für meine Mutter,
für meine Kinder Cyndi, Becky und Brad,
meine Schwester Sharon
und für Diana.

Ein besonderes Dankeschön
an „Badlands" Jimmy,
den schnellsten und gründlichsten Lektor des Westens
und an Vern,
einen Freund und außergewöhnlichen Verleger.

Vorwort

Was wäre, wenn ich Ihnen mitteilte, dass Sie ein Problem allein dadurch lösen könnten, indem Sie sich dessen bewusst sind? „Natürlich", sagen Sie, „ich erkenne ein Problem und dann unternehme ich Schritte zur Abhilfe. Was soll daran so besonders sein?" Das ist der Lauf des Lebens. Doch das meine ich nicht. Was wäre, wenn Sie sich eines Problems nur gewahr würden und das Bewusstsein es dann *ohne* Ihr weiteres Zutun lösen würde? Wäre das etwas Besonderes? Gewiss. *Das* meine ich. Sie können sich einer Arthritis im Knie, Verdauungsproblemen, Kopfschmerzen, Wut oder Angst, einer erfolglosen Beziehung oder eines Arbeitsplatzverlustes genau auf die richtige Art bewusst werden und die ordnende Genialität Ihres Bewusstseins richtet, was in Ordnung zu bringen ist. Das ist nicht nur etwas Besonderes, es ist fast ein Wunder. Diese Fähigkeit könnte Ihre Welt und unseren Planeten auf unvorstellbare Weise verändern. Mit ihr könnten wir das Leben so angehen, dass unsere Welt sanfter und heiterer würde und sich in die Welt unserer Träume verwandelt. Einfach ausgedrückt: Wenn wir uns der heilenden und ordnenden Kraft des Bewusstseins gewahr werden, löst das die Probleme, mit denen wir uns herumschlagen, seit unsere menschlichen Vorfahren zum aufrechten Gang übergegangen sind.

Falls es Ihnen so vorkommt, als würde ich die Rolle des Bewusstseins überbewerten, wenn wir unser Leben an der uns innewohnenden Weisheit ausrichten: Das ist nicht der Fall. Und Sie werden innerhalb weniger Minuten erkennen, dass meine kühne Behauptung zutrifft. Dieses Büchlein birgt ein gewaltiges Potenzial. Doch Sie brauchen mir nicht einfach zu glauben, beileibe nicht. Ich stelle Ihnen eine wissenschaftlich reproduzierbare Methode vor, die jede und jeder anwenden kann. Sie brauchen nur bewusst zu sein. Sind Sie bewusst? Sind Sie sich dessen bewusst, dass Sie diese Worte lesen? Wissen Sie, ob Sie sitzen oder stehen? Wissen Sie, was Sie in diesem Moment denken? Das ist schon alles. Sie können die einfachen Schritte lernen, mit denen Sie Ihr Bewusstsein weiterentwickeln und Ihren Körper und Ihren Geist heilen. Sie können lernen, auch andere an Körper und Geist zu heilen. Und wenn Sie sich mit Ihren Freunden zusammentun, können Sie diese Welt sogar von den Übeln der Menschheit erlösen.

Sind Sie bereit? Sind Sie schon gespannt, spüren Sie, was auf Sie zukommen wird? Dieses kleine Büchlein wird Sie auf Ihrer persönlichen Reise begleiten. Die Wirkung erkennen wir an Ihrem Handeln nach der Lektüre. Der Rest ist einfach. Blättern Sie einfach nur um, und Ihr Leben wird sich für immer verändern.

Frank Kinslow, im November 2007
Sarasota, Florida

1. Anfang

„Alles lüftet seine Geheimnisse, wenn man es genug liebt. Als ich schweigend mit Menschen kommunizierte, stellte ich fest, dass sie ihre Geheimnisse ebenfalls preisgeben, wenn man sie genug liebt."

George Washington Carver

Näher als Ihr nächster Atemzug und lebendiger als Ihr nächster Herzschlag wartet ein fast unmerkliches Geheimnis auf Sie. Sobald Sie dieses Geheimnis lüften, werden in Ihrem Leben Wunder geschehen, die das, was Sie bisher für möglich hielten, um Lichtjahre übertreffen. Es ist das Geheimnis von Gesundheit, Freude und Frieden, und es ist auch jetzt am Werk, während Sie diese Zeilen lesen. Doch dieses Geheimnis ist vor Ihnen verborgen, nicht in den Symbolen eines kryptischen Pergaments im Innersten eines antiken Tempels, sondern es liegt unmittelbar vor Ihren offenen Augen.

Dieses kleine Buch wird Ihnen dieses Geheimnis enthüllen und zeigen, wie Sie von seiner Tiefgründigkeit profitieren und Ihr Leben bereichern können, das Ihrer Familie und Freunde, ja, sogar das Ihrer Haustiere. Auf den folgenden Seiten lernen Sie, Körper, Geist und Seele so mühelos zu heilen, als würden Sie einen stimmungsvollen Sonnenuntergang betrachten. Das wissenschaftliche Verfahren, das sich Ihnen eröffnet, ist für Sie leicht zu erlernen und bequem anzuwenden. Es ist genauso einfach wie das Geheimnis selbst, und es ist genauso machtvoll.

Ich empfehle Ihnen, dieses Buch Seite für Seite zu lesen und nichts zu überspringen. So kann das Geheimnis in Ihr Bewusstsein zurückfinden. Bitte nehmen Sie sich die Zeit, die Übungen wie beschrieben durchzuführen. Sie lernen eine neue Fertigkeit und sollten ein wenig üben, damit sie Ihnen in Fleisch und Blut übergeht. Die Übungen sind nicht schwierig, ja, sie sind vergnüglich, nährend und belebend. Ganz gleich, wie eifrig Sie sich daran machen, Wunder zu bewirken, nehmen Sie sich Zeit für die Grundlagen. Wie ein weiser Mann einst sagte: „Gut begonnen ist halb gewonnen."

> Dieses Geheimnis ist vor Ihnen verborgen, und zwar nicht in den Symbolen eines kryptischen Pergaments im Innersten eines antiken Tempels, sondern es liegt unmittelbar vor Ihren offenen Augen.

Auf Ihrem Weg werden Sie als Erstes verstehen, was Bewusstsein ist und wo es sich befindet. Dann werden Sie dem Geheimnis Schritt für Schritt begegnen und es wie einen alten Freund begrüßen. Schließlich lernen Sie, es in Ihr Leben zu locken, um Ihren Körper zu heilen, Ihre Emotionen ins Gleichgewicht zu bringen, Ihren Geist zu schärfen und so ein produktiveres und freudvolleres Leben zu erschaffen. Natürlich werden Sie dieses Geheimnis auch mit anderen teilen können und so deren Leben beleben und heilen!

2. Das Geheimnis wird gelüftet

„Der wahre Wert des Lebens hängt vom Bewusstsein
und der Kraft der Kontemplation ab,
nicht vom reinen Überleben. "

Aristoteles

Ich würde Ihnen gerne eine einfache Frage stellen. Die Antwort zu verstehen könnte Ihr Leben für immer verändern. Denken Sie gründlich über die Frage nach und lesen Sie erst danach weiter. Hier ist die Frage: *Was ist Ihnen in diesem Leben am wichtigsten?*

Was ist Ihnen eingefallen? Gesundheit? Familie? Geist? Arbeit? Eiscreme? Meine Antwort auf diese Frage lautet: Bewusstsein. Ohne Bewusstsein haben Sie nichts. Ohne Bewusstsein können Sie Ihre Partnerin, Ihren Partner und Ihre Kinder nicht lieben, nicht Ihrer Arbeit nachgehen oder in einem Straßencafé einen Kaffee trinken. Ohne Bewusstsein existieren Sie im Grunde gar nicht.

Verwechseln Sie Bewusstsein nicht mit Ihrem Verstand. Wäre Ihr Verstand eine Glühbirne, dann wäre das Bewusstsein die Elektrizität, die die Glühbirne zum Leuchten bringt. Spiegelt der Geist das Bewusstsein nur schwach wider, so führt das zu Verwirrung, Missverständnissen und letztlich Leid. Ein Geist mit wachem Bewusstsein ist ruhig und präsent. Er strahlt Frieden und Sanftheit aus, die andere beruhigt. Wenn Sie

Bewusstsein als Ihr „inneres Licht" betrachten, dann sind Sie schon nahe dran, seine überragende Bedeutung zu verstehen.

Die Qualität Ihres Bewusstseins bestimmt Ihre Lebensqualität.

Die Qualität Ihres Bewusstseins bestimmt Ihre Lebensqualität. Es ist wichtig, dass Ihr Bewusstsein dynamisch und wach ist. Nehmen wir an, Sie säßen in einem völlig dunklen Raum neben einem Fenster. Der Tag ist noch nicht angebrochen, doch gerade scheinen die ersten Lichtstrahlen herein, da entdecken Sie zu Ihren Füßen etwas nicht Identifizierbares. Fasziniert blicken Sie auf die Gestalt, während der Raum ganz allmählich heller wird und Sie den Gegenstand deutlicher sehen. Plötzlich erkennen Sie zu Ihrem Entsetzen, dass es eine zusammengeringelte Schlange ist, die sofort zubeißen könnte. Sie sind unfähig, sich zu bewegen und trauen sich vor allem nicht, sich zu bewegen, aus Angst, die Schlange könnte Sie angreifen. Durch Ihren Kopf schießen fieberhaft Gedanken wie: „Ist das eine Giftschlange? Beißt sie mich, wenn ich mich nur rühre? Wird mir jemand helfen, wenn ich gebissen werde?" Sie sitzen wie versteinert da, während das Licht den Raum immer mehr erhellt. Aus irgendeinem Grund, so bemerken Sie erleichtert, hat die Schlange noch nicht zugebissen. Sie entspannen sich ein wenig und können wieder klarer denken. Rasch überprüft Ihr Verstand verschiedene Rettungsszenarien, Ihr Körper verharrt unbeweglich. Die Sonne steigt gerade über den Horizont, die ersten Sonnenstrahlen dringen durch das Fenster und erfüllen den Raum mit einem zarten goldenen Licht. So wie ein Blitz die Schwärze der Nacht erhellt, erkennen Sie plötzlich, dass die Schlange in Wirklichkeit ein zusammengerolltes Seil ist.

Sie hatten Angst. Ihr Verstand gefror förmlich und zerbarst, Ihre Gedanken glichen verstreuten Glasscherben. Währenddessen pumpte Ihr starrer Körper Stresshormone ins Blut und

2. Das Geheimnis wird gelüftet

rüstete Sie zum Kampf. In diesen kurzen Momenten alterten Sie um Monate. Warum? Einfach weil Sie eine Bedrohung wahrnahmen, wo gar keine bestand. Die Dunkelheit können wir mit eingeschränkter Bewusstheit gleichsetzen. Überarbeitung, Bewegungsmangel, Drogen, Alkohol, schlechte Ernährung oder Ärger, Gier oder Trauer, all das trübt unser Bewusstsein und setzt unsere Fähigkeit herab, die Welt als nicht bedrohlich wahrzunehmen.

Unser Leben wimmelt nur so von empfundenen Bedrohungen: finanzielle Schlangen, Schlangen am Arbeitsplatz und in der Familie. Selbst wenn wir zu so etwas Angenehmem wie ins Kino oder an den Strand fahren, kann der Verkehr uns unsere Laune verderben, unseren Blutdruck in die Höhe treiben und uns ausrasten lassen. Wir sind die „Kampf-oder-Flucht-Generation", die in jeder Ecke Schlangen vermutet.

Wie ändern wir diese Wahrnehmungen? Wie können wir helles Tageslicht genießen, das die Schlangen als die wirkungslosen Seile enttarnt, die sie sind? Wir werden bewusster. Bewusstsein ist wie Sonnenlicht. Es macht unsere Emotionen leichter und unser Denken klarer. Schwerfälliges Denken und verworrene Emotionen spiegeln das Bewusstsein nur schlecht wider. Unser Bewusstsein bestimmt unsere Wahrnehmung. Ein klares Bewusstsein lässt sich nie von einem Seil zum Narren halten.

> Wir sind die „Kampf-oder-Flucht-Generation", die in jeder Ecke Schlangen vermutet.

Unser Verstand ist die meiste Zeit auf Autopilot eingestellt. Das unaufhörliche Geschwätz im Kopf ist ein gutes Beispiel für einen außer Kontrolle geratenen Verstand. Der hyperaktive Verstand, der heute so weit verbreitet ist, dass er als normal erachtet wird, verbraucht Unmengen von Energie und bringt uns ständig in Schwierigkeiten. Andere Symptome sind: Sich über die Zukunft Sorgen machen, über der Vergangenheit brüten, Langeweile, Frustration, Ärger, Ängstlichkeit und Furcht. Das alles sind Seile, die wie Schlangen aussehen. Ein trübes Bewusstsein macht unsere Welt zu einem Furcht erregenden Ort.

Bewusstsein ist immer und überall, wir schenken ihm nur keine Aufmerksamkeit. Ich weiß, das klingt etwas seltsam, doch es stimmt. Normalerweise sind wir mit Dingen, Menschen und Gedanken beschäftigt, die unseren Alltag ausmachen. Dieser Dinge sind wir uns bewusst, doch sind wir uns auch des Bewusstseins bewusst? Nicht oft. Die meisten von uns würden reines Bewusstsein nicht einmal erkennen, wenn es direkt auf sie zukäme und ihnen die Hand gäbe. Das alles ist dabei, sich zu ändern.

> Bewusstsein ist immer und überall, wir schenken ihm nur keine Aufmerksamkeit.

Moment mal! Das ist es? Das ist das Geheimnis? Bewusstsein? Wahrscheinlich sind Sie jetzt ein wenig enttäuscht. Das wäre ich auch, wenn ich glaubte, ich hätte das Geheimnis des Universums schon gelüftet, indem ich ganz einfach das reine Bewusstsein erkenne. Dann verstehen Sie vielleicht noch nicht so ganz, was ich meine. Das liegt daran, dass der Verstand reines Bewusstsein nicht erfassen kann. Sie können es nicht „fotografieren". Bewusstsein ist kein Gegenstand, keine Idee oder Emotion. Deshalb kann ein Gespräch darüber frustrieren, wenn Sie es mit dem Verstand erfassen wollen. Es ist nicht materiell, deshalb können Sie nicht danach greifen und es wie einen Hammer benutzen. Doch sobald Sie reines Bewusstsein erfahren haben, oder vielmehr nicht-erfahren haben, ergibt das alles auf wunderbare und vollkommene Weise Sinn.

Machen Sie sich keine Gedanken, falls Sie im Augenblick etwas verwirrt sind. Sie müssen überhaupt nichts vom Bewusstsein verstehen, damit es in Ihrem Leben Wunder wirken kann. Abgesehen davon ist es natürlich nützlich, etwas über das Bewusstsein zu wissen, damit Sie anderen erklären können, warum sie sich so rasch so gut fühlen können. Wie Sie selbst bald herausfinden werden, können Sie „Wunder" bewirken, Spaß haben und reines Bewusstsein wird für Sie so selbstverständlich wie das Atmen. In Ordnung, sind Sie bereit für ein paar trockene Fakten? Gut!

Sie müssen überhaupt nichts vom Bewusstsein verstehen, damit es in Ihrem Leben „Wunder" wirken kann.

3. Bewusstsein und das Universum

„Lasst uns nicht ärgerlich zurück und auch nicht ängstlich nach vorn schauen, sondern bewusst in die Gegenwart."

James Thurber

„In dem Moment, in dem man etwas seine ganze Auf- merksamkeit schenkt, selbst einem Grashalm, wird es zu einer geheimnisvollen, Ehrfurcht gebietenden, unbeschreiblich groß- artigen eigenen Welt."

Henry Miller

Schauen Sie sich die folgende Abbildung 1 an, das *Modell der Materie*, auf Seite 20. Beginnen Sie mit der horizontalen Linie in der Abbildung unten. Sie repräsentiert die Grenze zwischen der sichtbaren Welt aus erschaffenen Dingen auf der einen Seite und dem Nichts (no-thing, zu Deutsch etwa: kein Ding), aus dem alles erschaffen wurde, auf der anderen. Darüber befindet sich die unendliche Schöpfung, darunter das grenzenlose Reich des reinen Bewusstseins.

Reines Bewusstsein ist eines, ohne Form. Das heißt, es hat keine Grenzen, die unser Verstand ausmachen kann. Unser Verstand arbeitet mit Dingen, die man an ihren unterschiedlichen Formen erkennt. Der Verstand gleicht einem Behälter für Gedanken und Emotionen. Durch unsere Sinne bleibt unser Verstand in Kontakt mit der materiellen Welt. Weil sie unterschiedlich aussehen, können wir einen Keks von einer Kröte unterscheiden. Das erscheint vielleicht allzu simpel, doch die Aufgabe des Verstandes ist es, verschiedene Formen zu erkennen, sie zu etikettieren und zu kategorisieren und dann entweder zu verwenden oder für den späteren Gebrauch abzulegen.

> Reines Bewusstsein ist eines, ohne Form, ohne ein Zweites.
> Das heißt, es hat keine Grenzen, die unser Verstand
> ausmachen kann.

Das alles leistet unser Denken, das selbst auch eine Form ist. Gedanken und Emotionen sind mentale Formen. Ideen, Überzeugungen, Hoffnungen und Philosophien sind eine Ansammlung von Gedanken zu einem zentralen Thema, ähnlich wie ein Stuhl eine Ansammlung von Molekülen ist, rund um die Vorstellung, Sie in einer Sitzposition zu halten.

Gedanken sind nicht so fassbar wie materielle Gegenstände, sie sind aber dennoch Gegenstände. Worauf es ankommt, ist, dass alle Dinge im Universum einzigartig und einmalig sind. Jeder Gegenstand wird durch seine einzigartige Form unterschieden und genau bestimmt.

Unter dem Strich finden wir das formlose, reine Bewusstsein. Stellen Sie es sich wie ein leeres Blatt Papier vor, auf das Worte geschrieben werden sollen. Das Bewusstsein ist formlos, grenzenlos, unterschiedslos und rein. Es ist eines, ohne ein Zweites. Weil das reine Bewusstsein formlos ist, kann es unser

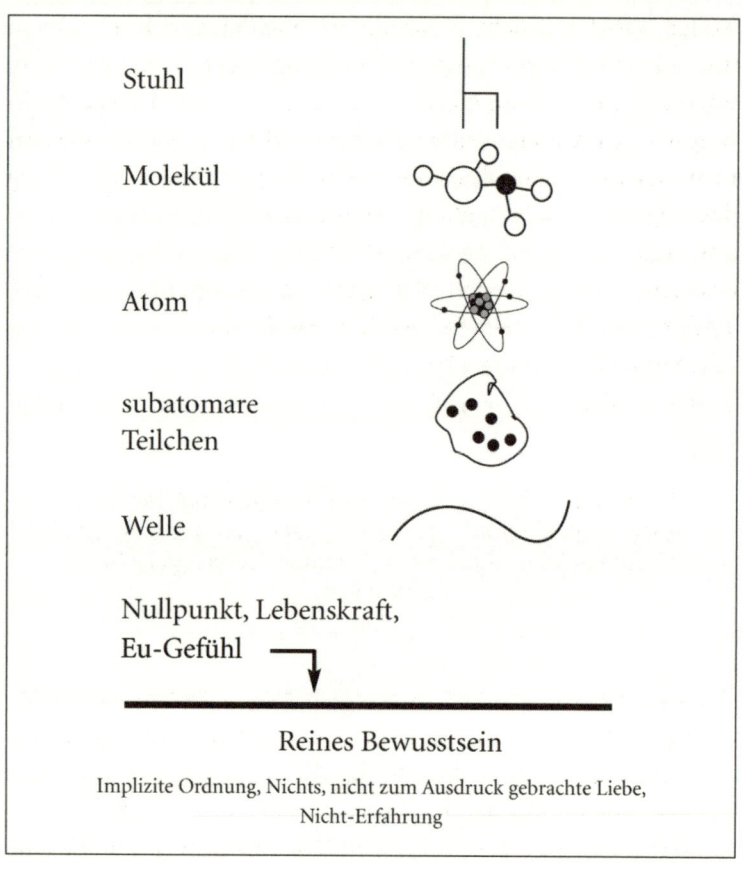

Stuhl

Molekül

Atom

subatomare
Teilchen

Welle

Nullpunkt, Lebenskraft,
Eu-Gefühl

Reines Bewusstsein

Implizite Ordnung, Nichts, nicht zum Ausdruck gebrachte Liebe,
Nicht-Erfahrung

Abbildung 1: Modell der Materie

Verstand nicht erkennen. Wie sehr Sie sich auch anstrengen, Sie werden Bewusstsein nicht verstehen können und genauso wenig kontrollieren oder manipulieren. Es existiert nicht als Gegenstand, deshalb existiert es für den Verstand nicht. Doch es existiert sehr wohl.

Hier ist also die Aufgabe, die vor uns liegt. Es gilt etwas ohne Form oder Masse zu finden. Wir wollen mit diesem „Nichts" vertrauter werden als mit unserem Verstand. Und letztlich wollen wir diese nicht verwendbare Nicht-Kraft dazu nutzen, uns selbst und andere zu heilen. Beginnen Sie nun zu verstehen, warum dieses Wissen ein Geheimnis ist? Es ist ein Geheimnis, weil wir in unserem Verstand leben und uns des Bewusstseins nicht bewusst sind. Obwohl wir schon unser ganzes Leben lang das Gegenteil erleben, glauben wir unserem Verstand, wenn er uns sagt, dass uns Dinge dauerhaft Freude, Frieden und Liebe bescheren. Immer und immer wieder fallen wir auf diesen alten Trick herein. Und genauso glauben wir ihm, wenn er uns weismachen will, das Nichts habe keinen Wert.

Hat es aber!

> Obwohl wir schon unser ganzes Leben lang das Gegenteil erleben, glauben wir unserem Verstand, wenn er uns sagt, dass uns Dinge dauerhaft Freude, Frieden und Liebe bescheren.

Reines Bewusstsein ist grenzenlos, deshalb kann sich nichts daran ändern. Diese Art des Nichts existiert immer. Alle anderen Dinge, das heißt alles Erschaffene, verändert sich und hört letztlich auf zu existieren. Im Reich der Schöpfungen ist der Wandel das einzig Beständige. In dem Moment, in dem etwas erschaffen wird, tritt es die Reise zu seinem Ende an. Reines Bewusstsein verändert sich nie, stirbt nie. Es ist das Feld unvergänglicher Liebe und grenzenlosen Friedens.

Hier ist der Clou: Alles, was eine Form hat, kommt aus dem formlosen reinen Bewusstsein. Fragen Sie mich bitte nicht wie, es geschieht einfach. Aus dem Schoß des reinen Bewusstseins wird das Netz der Schöpfung gesponnen. Die Quantenphysik hat das Reich des reinen Bewusstseins entdeckt, zumindest theoretisch. David Bohm, einer der führenden theoretischen Physiker seiner Generation, stellte ein „grenzenloses Ganzes" fest, das eine implizite Ordnung enthält. Das ist nicht zu verwechseln mit dem Nullpunktfeld oder Quantenzustand, dem energieärmsten Zustand eines Teilchens oder Gegenstandes. Der Zustand, den Bohm beschreibt, hat keine Energie. Einfach ausgedrückt enthält dieses Feld das „stoffliche Zeug" der Schöpfung, das still darauf wartet, Form oder Energie zu werden. Bohm teilt uns also mit, dass alles aus dem Nichts kommt. Er sagt, und ich mache hier einen kleinen verallgemeinernden Sprung, dass die Schöpfung aus dem Nichts des reinen Bewusstseins hervorgeht. Diese Erfahrung werden Sie später auch machen, wenn Sie lernen, Ihre Gedanken anzuhalten, und dann beobachten, wie Ihre Gedanken wieder aus dem Nichts heraus konkrete Form annehmen. Schauen Sie jetzt in der Abbildung noch einmal auf die erschaffenen Formen oberhalb des Querstrichs.

Alles in der Schöpfung zeigt zwei Merkmale: Ordnung und Energie. Das wollen wir an dem Stuhl verdeutlichen, auf dem Sie sitzen. Was Sie als Stuhl bezeichnen, ist in Wirklichkeit Energie in Form eines Stuhls. Wir wissen, dass er Energie aufweist, weil Ihr Stuhl Ihr Gesäß in der Luft hält. In der Gleichung von Ordnung und Energie drückt sich Ordnung durch die Form Ihres Stuhls aus. Deshalb spielt es keine Rolle, ob wir von Sternen oder Atomen, Amöben oder Zebras reden, alles ist Energie und Form.

> Aus dem Schoß des reinen Bewusstseins wird das Netz der Schöpfung gesponnen.

Die Urform der Schöpfung ist die Welle. Unmittelbar vor der Welle und gleich nach dem reinen Bewusstsein finden Sie in der Schöpfungshierarchie das Nullpunktfeld oder den Quantenzustand. Diesen „Leckerbissen" erwähne ich für diejenigen Leserinnen und Leser, die mit der Quantentheorie vertraut sind und meinen Standpunkt gründlicher begreifen wollen. Falls

Sie eher der Heilkunst zugetan sind, hier bezeichnet man die Grundlage der Schöpfung oft als Lebens- oder Vitalkraft, die einem Organismus Leben einhaucht. Eine Welle ist grenzenlos und erstreckt sich ins Unendliche. Immer wenn sich Wellen überlagern, entstehen subatomare Teilchen. Sobald diese Teilchen kompakter werden, werden sie zu Atomen. Atome drängen sich zusammen und bilden Moleküle und diese wiederum ordnen sich in materiellen Formen wie Stühlen, Blumen und Autos an.

> **Alles in der Schöpfung zeigt zwei Merkmale:**
> **Ordnung und Energie.**

In unserer Skala von Energie und Ordnung zeigt ein Gegenstand umso weniger Energie, je stofflicher er ist. Ihr Stuhl ist recht massiv im Vergleich zu einem subatomaren Teilchen. Subatomare Teilchen sind „windige" Kerlchen. Kennen Sie den genauen Aufenthaltsort eines solchen Teilchens, dann wissen Sie nicht, wie schnell oder in welche Richtung es sich bewegt. Wenn Sie seine genaue Geschwindigkeit messen wollen, dann finden Sie es nicht mehr. Beim Thema Mithilfe im Haushalt verhielten sich meine heranwachsenden Kinder wie subatomare Teilchen. Wenn sie in Bewegung waren, und das ist ja für Hausarbeit notwendig, dann waren sie einfach nicht aufzufinden. Konnte man hingegen ihren genauen Aufenthaltsort ausfindig machen, etwa auf der Couch vor dem Fernseher, waren sie nicht zu bewegen. Rückblickend ist erstaunlich, welche physikalische Konzepte meine Kinder beherrschten, z. B. die Trägheit … Ich verdanke ihnen viel.

Gut, zurück zu Energie und Materie. Je höher die Schöpfungsebene, umso mehr Energie enthält sie. Auf der groben, materiellen Ebene trägt die Energie des Stuhls, auf dem Sie sitzen, Ihr Gewicht. Auf der nächsthöheren, molekularen Ebene des Stuhles werden Sie mehr Energie feststellen. Würden wir die Moleküle des Stuhls neu anordnen, indem wir ihn beispielsweise anzündeten, könnten wir wesentlich mehr Energie in Form von Hitze und Licht freisetzen. Und wenn wir dann noch mehr Energie des Stuhles freisetzen wollen, könnten wir auf die atomare Ebene gehen. Wenn wir die Atome des Stuhles spalten könnten, könnten wir Unmengen von Energie in vielen Formen freisetzen. Ich weiß nicht, ob Wissenschaftler daran arbeiten, die Kraft subatomarer Teilchen zu nutzen, doch ich weiß von Technologien, die feinstoffliche Energiewellen nutzen. Auf dieser Ebene sind die energetischen Heiler zu Hause und während wir lernen, ohne Energie zu heilen, werden wir auch deren interessante Arbeit kennen lernen.

Je höher die Schöpfungsebene, umso mehr Energie enthält sie.

Ich will Sie Folgendes fragen: Sind Ihnen je die Gedanken ausgegangen? Das kann ich mir nicht vorstellen. Eine Aussage, die wir über Gedanken machen können, ist diese: Von unserem ersten bis zum letzten Atemzug sind sie immer da. Wenn Gedanken Energie sind und sie uns niemals ausgehen, dann leuchtet ein, dass die Quelle der Gedanken eine Quelle unerschöpflicher Energie ist. Dann ist auch verständlich, dass wir immens davon profitieren würden, könnten wir diese Quelle der Gedanken direkt anzapfen. Es stellt sich heraus, dass es sich eindeutig und enorm heilsam auf körperliche Leiden, persönliche Beziehungen, finanziellen Erfolg, unser Gefühlsleben und sogar auf unser Liebesleben auswirkt, wenn wir die Quelle unserer Gedanken entdecken. Jeder Aspekt unseres Lebens wird auf wunderbare Weise transformiert, wenn wir uns einfach bewusst werden, wo alles beginnt. Und das wäre unser stets gegenwärtiger Begleiter des reinen Bewusstseins.

> Wenn Gedanken Energie sind und sie uns niemals ausgehen,
> dann leuchtet ein, dass die Quelle der Gedanken eine Quelle
> unerschöpflicher Energie ist.

Wir haben bereits festgestellt, dass die feineren Ebenen der materiellen Welt über mehr Energie verfügen. Doch woher kommt diese ganze Energie? Mittlerweile wissen wir, dass sie aus dem reinen Bewusstsein stammt. Eine Schöpfung ist nach der Definition eine systematische und geordnete Bewegung von Energie. Dafür ist es notwendig, einen wichtigen Punkt zu verstehen: Reines Bewusstsein ist die Quelle der Energie, ohne jedoch selbst Energie zu sein. Das heißt, es bewegt sich nicht. Es hat das Potenzial, alles zu erschaffen, doch es hat noch nichts erschaffen. Auch hat es keine Form. Man könnte sagen, das reine Bewusstsein ist die Vollendung, die darauf wartet, sich selbst zum Ausdruck zu bringen.

> Reines Bewusstsein ist die Quelle der Energie,
> ohne jedoch selbst Energie zu sein.

Vielleicht denken Sie jetzt: „Worauf will er denn hinaus?" Ich bin froh über Ihre Frage! Wenn Sie die mächtigste Kraft und die vollkommenste Ordnung erkennen wollen, dann müssen Sie mit der Quelle allen Wissens in Kontakt kommen, dem reinen Bewusstsein. Es gibt Tausende von Heilverfahren, die auf den verschiedenen Ebenen des Lebens ansetzen. Körperarbeit und Chiropraktik wirken auf der groben, körperlichen Ebene gut. Heilpflanzen und Medikamente wirken auf der molekularen Ebene. Akupunktur und Energieheilung arbeiten mit feineren Energiewellen. Keines dieser Heilverfahren wendet sich direkt an die Quelle der Schöpfung. In diesem Buch lernen Sie, wie Sie aus dem Bewusstsein heraus heilen können. Ich nenne diesen Prozess *Quantum-Entrainment-Methode,* kurz *QE* oder auch *Quantenheilung.* Erinnern Sie sich: Energie und Ordnung entstammen dem reinen Bewusstsein und wenn Sie eine QE-Sitzung durchführen, dann wenden Sie sich an die reinste, kraft- und machtvollste existierende Quelle, die uns zur Verfügung steht. Bei einer Quantenheilung heilen nicht Sie, sondern das Bewusstsein. Und nicht nur die Menschen, denen Sie helfen, werden geheilt, sondern auch Sie selbst. Eine Situation, von der beide profitieren.

4. Der Verstand und die Gedanken

„Jeder Handlung geht ein Gedanke voraus."

Ralph Waldo Emerson

„Die Frage lautet:
Können Sie sich der Reflexhaftigkeit eines Gedankens
bewusst werden – dass er ein Reflex ist ... Und wir
könnten sagen, solange die Reflexe sich frei ver-
ändern können, muss es eine Art Intelligenz oder
Wahrnehmung geben, etwas, das ein wenig
außerhalb des Reflexes liegt, das erkennen
könnte, ob er stimmig ist oder nicht."

David Bohm

Ihr Verstand ist etwas Erschaffenes. Er ist nicht greifbar wie Ihr Stuhl. Er ist eher mental als materiell. Doch wie Materie besteht Ihr Verstand aus Energie und Ordnung und ist gleichzeitig Behälter Ihrer Gedanken. Ein Gedanke ist ein sehr interessantes Phänomen. Als ich in den frühen 1970er-Jahren bei Maharishi Mahesh Yogi war, meditierte ich in der verschlafenen spanischen Stadt La Antilla fünf Monate lang täglich zehn bis zwölf

Stunden. Nach den ersten paar Wochen wurde mein Verstand sehr ruhig und nach und nach konnte ich zusehen, wie er arbeitete. Damals beobachtete ich, wie Gedanken entstehen. Jeder neu erschaffene Gedanke war ein einzelner Energiepunkt, der an der Schwelle des reinen Bewusstseins auftauchte. Ich beobachtete, wie sein Inhalt sich zeigte. Jeder Gedanke, also jede Gedankenform, enthielt eine Schwingung, die eine Emotion und einen logischen Gedanken repräsentierte, sowie jeden der fünf Sinne. Im Universum des Verstandes ist jeder Gedanke eine Galaxie.

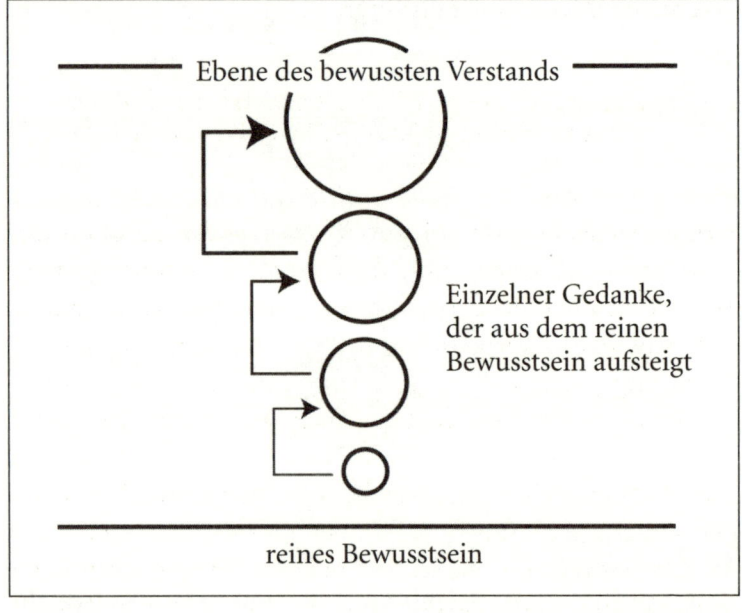

Abbildung 2: Modell des Verstandes

Ist er erst einmal geboren, durchtrennt der Gedanke seine Nabelschnur zum Mutterbewusstsein und beginnt aufzusteigen und sich auszudehnen wie eine Luftblase vom Grund eines Teiches. In dem Moment, in dem sich ein Gedanke vom Ganzen trennt, wird das Ego geboren. Während sie sich ausdehnt, breitet sich die Gedankenenergie über eine größere Fläche aus. Der Gedanke wird schwächer, je weiter er sich von seiner Quelle entfernt. An diesem Punkt ist er leicht zu verzerren und zu verfälschen. Schließlich zerplatzt der Gedanke wie eine Seifenblase an der Oberfläche meines Bewusstseins. Das Zerplatzen der Gedankenblase war, wie Maharishi mir später erklärte, der Moment, in dem sich der Verstand des Endes der Reise des Gedankens bewusst wurde. An diesem Punkt handeln wir nach unseren bewussten Gedanken. Ich erlebte gleichzeitig seine Geburt und seinen Tod durch ein erweitertes Bewusstsein, das von meiner Meditation herrührte.

> Ihr Verstand ist der Behälter Ihrer Gedanken. Im Universum des Verstandes ist jeder Gedanke eine Galaxie.

Jeder Gedanke geht mit einer vorherrschenden Emotion und einer Schwingung einher, die wir über die Sinne wahrnehmen. Solange sich der Gedanke ausdehnt, treten die Schwingungen miteinander in Wechselwirkung und verändern sich. Seinen Hang zum Handeln richtet der Gedanke an den vorherrschenden inneren Schwingungen aus. Auch sah ich eine Art Matrix, durch die sich Gedanken ihren Weg ins Bewusstsein bahnen. War das Innenleben durcheinander, so konnte die Matrix die Schwingungen im Innen neu ordnen und die Tendenz ändern. Maharishi sagte mir, das sei der Intellekt, der Gedanken filtere und so dazu beitrage, dass sie harmonischer werden und unsere Gesundheit und unser Wohlbefinden fördern.

Ohne hierauf weiter einzugehen, möchte ich für unsere Zwecke jedoch einen einzigen Punkt aufgreifen. Je weiter sich ein Gedanke vom reinen Bewusstsein entfernt, desto schwächer wird er und desto wahrscheinlicher richtet er Schaden an. Die von uns als negativ bezeichneten Gedanken beginnen nicht als solche. Fehlwahrnehmung und Angst, die im Inneren unausgewogenen Druck erzeugen, „verunstalten" die Gedanken. Sobald ein Gedanke entsteht, erlebt er eine Art Trennungsangst. Die Bhagavad-Gita (eine der zentralen Schriften des Hinduismus, Anm. d. Übers.) formuliert das so: „Die Angst wird aus der Dualität geboren." Nicht mehr mit der grenzenlosen Einheit des Bewusstseins verbunden, nimmt ein Gedanke sich als allein wahr und versucht, diesen Verlust auszugleichen. An diesem Punkt kann sich der ansonsten vollkommen funktionierende Gedanke verzerren. Ein abscheulicher Gedanke lässt einen Menschen ebenso handeln. Wir brauchen uns nur umzuschauen, um zu erkennen, dass ein ganz harmonischer, liebevoller und produktiver Gedanke in unserer Alltagswelt kaum seinen Ausdruck findet.

> Je weiter sich ein Gedanke vom reinen Bewusstsein entfernt, desto schwächer wird er und desto wahrscheinlicher richtet er Schaden an.

Wenn Sie glauben, ich würde einen Gedanken zu sehr beleben oder ihm zu viel Intelligenz beimessen, dann vergessen Sie nicht, dass genau die Ansammlung dieser Gedanken Sie dahin gebracht hat, wo Sie heute sind. Die meisten Menschen identifizieren sich in erster Linie mit ihrem Denken. Sie sagen: „Ich bin beruflich erfolgreich. Meiner Ansicht nach soll Bildung kostenlos sein. Ich bin wütend." Doch was brauchten Sie dafür, um Erfolg, Überzeugungen und Gefühle zu haben? Jeden Schritt Ihres Weges haben Ihre Gedanken geprägt und Ihren Fortschritt oder mangelnden Fortschritt gelenkt.

Je weiter der Weg eines Gedankens ist, bis er in Ihr Bewusstsein gelangt, desto höher ist die Wahrscheinlichkeit, dass er disharmonisch wird. Wenn wir unser Bewusstsein so erweitern könnten, dass wir mit den Gedanken näher an ihrem Ursprung in Kontakt kämen, dann könnten wir die Wahrscheinlichkeit einer Disharmonie verringern. Diese Botschaft ist nicht neu. Schon seit Ewigkeiten raten uns die Weisen, auf diesen Zug aufzuspringen. Das Problem ist nicht das Was, sondern das Wie. Weil wir die Rolle des Bewusstseins beim Denken noch nicht völlig verstehen, sitzen wir in der Patsche. Doch es geht um mehr als um das Verstehen. Verstehen findet im Verstand statt. Das reine Bewusstsein ist jenseits des Verstandes. Deshalb muss das Verstehen außen vorbleiben.

> **Die meisten Menschen identifizieren sich in erster Linie mit ihrem Denken.**

Es bleibt also die Erfahrung des reinen Bewusstseins. Und auch da befinden wir uns auf schwankendem Boden. Um eine Erfahrung zu machen, brauchen wir den Verstand. Und hierin liegt einer der hervorstechendsten und praktisch allgemein missverstandenen Grundsätze, wenn es darum geht, reines Bewusstsein zu erkennen. Reines Bewusstsein lässt sich nicht erfahren. Wir erkennen es durch Nicht-Erfahren. Das sollte hier erwähnt werden. Auch noch so viele Erklärungen vermitteln uns nicht die Nicht-Erfahrung reinen Bewusstseins. Für den Moment will ich Ihnen jedoch zeigen, wie Sie Ihr Denken anhalten und selbst entdecken können, woher die Gedanken kommen.

> **Reines Bewusstsein lässt sich nicht erfahren. Wir erkennen es durch Nicht-Erfahren.**

5. Der Raum zwischen unseren Gedanken

„Wir müssen lernen wieder zu erwachen und uns wach zu halten, nicht mit mechanischen Mitteln, sondern durch ein grenzenloses Erwarten des neuen Morgens."

Henry David Thoreau

„Wenn wir das Wunder einer einzigen Blume klar sehen könnten, würde sich unser ganzes Leben ändern."

Buddha

Je näher ein Gedanke, mit dem wir in Kontakt kommen, am reinen Bewusstsein ist, desto mehr Energie und Ordnung enthält er. Mit einem Gedanken bereits bei seinem Entstehen in Kontakt zu kommen, bedeutet Vollkommenheit wahrzunehmen, frei von disharmonischen Einflüssen. Bevor Sie die *Quantum-Entrainment*-Methode (QE) erlernen, werde ich Sie durch mehrere Übungen führen, bei denen Sie Ihr Alltagsbewusstsein dem reinen Bewusstsein öffnen. Sie brauchen den Weg nur einmal zu beschreiten und werden sich danach immer dieses reinen Bewusstseins gewahr sein. Nicht anders, als wenn Sie an einem kühlen Tag eine Jacke anziehen. Sobald Sie sie anhaben, hält diese Sie wohlig warm. Selbst wenn Sie vergessen, dass Sie Ihre Jacke tragen, schützt sie Sie noch. Und wann immer Sie wollen, können Sie sich bewusst machen, dass Sie Ihre Jacke anhaben. Genauso ist es mit dem reinen Bewusstsein: Sobald Sie es einmal gefunden haben, brauchen Sie sich nur noch bewusst zu werden, dass es immer da ist. Sind Sie bereit? Los geht's!

Übung Nr. 1: Die Gedanken anhalten

Setzen Sie sich bequem hin und schließen Sie Ihre Augen. Achten Sie jetzt auf Ihre Gedanken. Folgen Sie ihnen einfach, wohin auch immer sie Sie führen. Beobachten Sie einfach, wie sie kommen und gehen. Nachdem Sie Ihre Gedanken ungefähr fünf bis zehn Sekunden lang beobachtet haben, stellen Sie sich folgende Frage; achten Sie dann sehr aufmerksam darauf, was unmittelbar nach dem Fragen passiert. Hier ist sie: „Woher kommt mein nächster Gedanke?"

Was ist passiert? Gab es in Ihrem Denken eine kurze Pause, während Sie auf den nächsten Gedanken warteten? Haben Sie einen Raum bemerkt, eine Art Lücke zwischen der Frage und Ihrem nächsten Gedanken? Gut, lesen Sie nun die Anleitung noch einmal und führen Sie die Übung erneut durch. Ich warte ...

Nun, ist Ihnen ein winziges Zögern, eine Pause zwischen Ihren Gedanken aufgefallen? Falls Sie unmittelbar nach der Frage wachsam waren, werden Sie bemerkt haben, dass Ihr Verstand einfach darauf wartete, dass etwas geschieht. Eckart Tolle, Autor des Buches *Die Kraft der Gegenwart*, sagt, der Verstand ist wie eine Katze, die ein Mauseloch beobachtet. Sie waren wach, warteten, aber in dieser Lücke tauchten keine Gedanken auf. Vielleicht haben Sie gehört, dass es Jahre mühsamen Übens erfordert, den Verstand von Gedanken zu befreien, aber Sie haben es in wenigen Sekunden geschafft.

Bitte führen Sie die Übung noch mehrmals durch. Sie können ersatzweise auch andere Fragen stellen, etwa „Welche Farbe hat mein nächster Gedanke?", oder „Wie wird mein nächster Gedanke riechen?", oder „Wie wird mein nächster Gedanke aussehen?". Die Frage selbst ist nicht wichtig, jedoch Ihre Aufmerksamkeit. Sie lässt die Lücke zutage treten, den Raum zwischen Gedanken. *Diese Lücke ist reines Bewusstsein.* Sie mag flüchtig sein, aber sie ist da. Sobald Sie sich dieser Pause in den Gedanken regelmäßig bewusst werden, wird das Magie in Ihr Leben bringen.

Zurück an die Arbeit. Machen Sie diese Übung noch weitere zwei oder drei Minuten lang, wobei Sie die Frage etwa alle

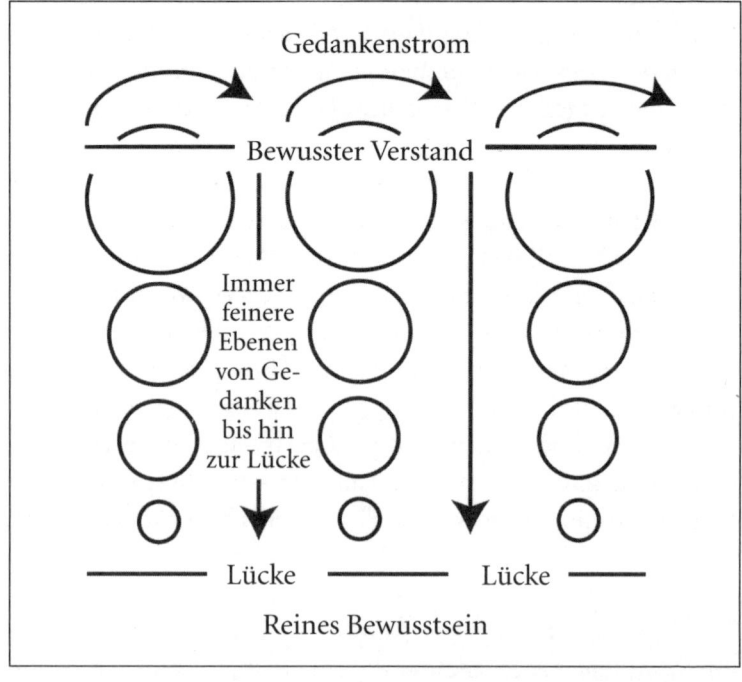

Abbildung 3: Die Lücke

15 Sekunden erneut stellen. Achten Sie auf die Lücke, sobald sie auftaucht. Halten Sie nach ihr Ausschau, wenn sie nicht da ist. Innerhalb weniger Minuten werden Sie feststellen, dass Ihre Gedanken sich beruhigen und Ihr Körper sich entspannt.

Warum ist das so? Sie beabsichtigen gar nicht, sich zu entspannen oder friedvoll zu werden. Es geschieht von selbst, ohne Ihr Zutun. Warum fühlen und verhalten wir uns so anders, wenn wir uns unseres Bewusstseins gewahr werden? Indem Sie bewusst wurden, konnten Sie mit Ihren Gedanken auf immer höheren und feineren Ebenen in Kontakt kommen. Und auf jeder Ebene ist die Ordnung ausgeprägter und die Energie höher. Die Lücke, die Sie zwischen Ihren Gedanken wahrnahmen, war das Erfahren der Nicht-Erfahrung, die ich bereits erwähnte. Diese Nicht-Erfahrung war reines Bewusstsein.

Meditieren Sie mehrmals täglich eine Minute lang und stellen Sie dabei dem Verstand alle 15 Sekunden eine neue Frage. Sie werden sich bald des Raumes bewusst sein, den Sie zwischen Ihren Gedanken entdeckt haben, selbst wenn Sie anderen Aktivitäten nachgehen, sich z. B. unterhalten oder Auto fahren. Auch wenn Sie nichts anderes tun sollten, als regelmäßig diese kurze Pause zwischen Gedanken zu beobachten, würden Sie sich im Laufe der Zeit energiegeladener fühlen, weniger Stress empfinden und sogar eine geschmeidige Leichtigkeit in Ihren Beziehungen mit anderen feststellen. Vielleicht nehmen Sie auch eine heiterere Stimmung wahr, die ein wenig an Spitzbübigkeit erinnert. Sich gut zu fühlen ist ein Vergnügen. Dieses Empfinden ist die Grundlage für kommende tiefere, erfüllendere Erfahrungen. Doch allein diese Übung lohnt sich schon. Nun wollen wir unser Wissen um die Quelle der Gedanken erweitern, damit wir sie noch intensiver nutzen können.

> Die Lücke zwischen Gedanken war das Erfahren der Nicht-Erfahrung. Diese Nicht-Erfahrung war reines Bewusstsein.

6. Wer bin ich?

„Das nicht hinterfragte Leben lohnt es nicht, gelebt zu werden. Die einzig wahre Weisheit besteht darin zu wissen, dass man nichts weiß."

Sokrates

Vor etlichen Jahren drängte uns Sokrates: „Erkenne dich selbst!" Haben Sie sich je gefragt, warum er das als so überaus wichtig empfand? Welche möglichen Vorteile hätten wir davon, wenn wir mit unserem Selbst vertraut würden? Und was, zum Kuckuck, ist überhaupt unser Selbst? Lassen Sie uns das einmal näher anschauen.

Wiederholen Sie *Übung Nr. 1: Das reine Bewusstsein finden* und stellen Sie erneut die Lücke zwischen den Gedanken fest. Machen Sie das einige Minuten lang und stellen Sie dabei eine der Vorbereitungsfragen. Stellen Sie die Frage ungefähr alle 15 Sekunden und denken Sie daran, *ganz wachsam zu sein, um festzustellen, was unmittelbar nach dem Fragen geschieht.*

Der Erfahrung nach ist diese Lücke zwischen Gedanken nicht gerade etwas, worüber man viel schreiben könnte. Sie ist einfach ein Raum voller Stille, die nur deutlich wird, nachdem ein Gedanke endet und bevor der nächste beginnt. Da in der Pause zwischen den Gedanken kein Denken stattfindet, werden Sie sich des Denkens nicht bewusst sein, bis es wieder einsetzt und vielleicht nicht einmal dann. Der Verstand folgt der

Bewegung. Ihn faszinieren Bewegung und Form. In der Lücke sind beide nicht vorhanden. Sie enthält nichts. Nun ja, das Nichts bedeutet nichts für den Verstand. Doch das ist ein schwer wiegender Fehler, und zwar aus folgendem Grund: Alle Gedanken unseres Verstandes kommen aus diesem Nichts, das wir als reines Bewusstsein identifiziert haben. Prüfen Sie selbst. Wiederholen Sie die Übung und beobachten Sie die Lücke. Automatisch und ohne weiteres Zutun. Ihrerseits taucht der nächste Gedanke spontan auf. Er ist taghell, ein brandneuer Gedanke. Das ist recht wundersam, wenn Sie innehalten, um darüber nachzudenken. Jeder neue Gedanke ist ein Wunder der Schöpfung und kommt aus dem Nichts. Deshalb kann das Nichts nicht leer sein. Irgendetwas muss in dem Nichts enthalten sein, sonst könnte es keine Gedanken hervorbringen. Interessant, nicht wahr?

> Da in der Pause zwischen den Gedanken kein Denken stattfindet, werden Sie sich des Denkens nicht bewusst sein, bis es wieder einsetzt ...

Wiederholen Sie *Übung Nr. 1 (S. 33)* noch einige Male. Denken Sie insbesondere daran, wachsam zu sein, und achten Sie darauf, was geschieht. Mittlerweile sind Sie schon ein alter Hase darin, die Pause zwischen Ihren Gedanken zu beobachten. Jetzt stelle ich Ihnen die 64 000-Euro-Frage: Wer beobachtet die Lücke? Es gibt keine Gedanken, keine Emotionen, keinerlei Bewegung – doch Sie sind immer noch da, nicht wahr? Sie sind nicht ins Koma gefallen und auch nicht nach Oklahoma gefahren. Sie haben genau hier darauf gewartet, dass wieder ein Gedanke auftaucht. Wer hat da gewartet? Wer ist dieses Sie? Wer beobachtet, wenn der Verstand verschwindet?

Wenn Sie sich mit Ihren Gedanken identifizieren, die in Ihren Erinnerungen und Zukunftsplänen durcheinanderlaufen, dann verweisen Sie auf das „Ich". „Ich" ist die Ansammlung von „Dingen", wie Ihr Alter, Ihr Geschlecht, Ihre Interessen und Vorlieben, Ihre Hoffnungen und Erinnerungen, die Sie Ihr Leben nennen. Doch nichts davon existiert in dem Moment, in dem Ihr Denken stoppt. Um das zu beobachten, müssen Sie bewusst sein, stimmt's? In dem Augenblick, in dem der Verstand ausgeschaltet wird, sind Sie sich nichts bewusst. In dem Moment existiert nichts außer dem reinen Bewusstsein. Und jetzt haben Sie das Rätsel gelöst, wer Sie wirklich sind: Sie sind Bewusstsein!

Wer beobachtet, wenn der Verstand verschwindet?

Klingt das unmöglich? Die Tatsache selbst lässt sich nicht leugnen. Ihre unmittelbare Wahrnehmung hat gezeigt, dass Ihr inneres Selbst Bewusstsein ist. Ja, bevor das „Ich" geboren und in das Selbstbild eingefügt wurde, das Sie als Ihr Selbst ausmachen, existierte das einzige Selbst, reines Bewusstsein. Um dieses Tohuwabohu ging es bei den bohrenden Fragen, die Sokrates vor 2500 Jahren stellte. Er ermunterte die Menschen dazu, nicht nur den Inhalt ihrer Gedanken, sondern die Gedanken selbst in Frage zu stellen. Sie und ich wissen freilich, dass das recht schnell zum reinen Bewusstsein führt, dem unteilbaren inneren Selbst.

Lassen Sie uns noch ein wenig darüber nachdenken, dass wir reines Bewusstsein sind. Lassen Sie Ihr Leben noch einmal Revue passieren. Holen Sie einen Moment aus Ihrer Kindheit und dann aus Ihren Jugendjahren her. Erinnern Sie sich jetzt an eine Zeit in Ihren 20er- oder 30er-Jahren, bis Sie bei Ihrem heutigen Alter angelangt sind. Denken Sie an das, was Sie jetzt tun. Im Laufe Ihres Lebens haben sich Ihre Interessen und Gefühle gewandelt, Ihr Körper ist gewachsen und gealtert, die Familie ist älter geworden und Freunde haben gewechselt. Doch da war immer ein Teil von Ihnen, der schon da ist, seit Sie denken können. Er hat sich in allen Lebensphasen nicht gewandelt.

> „Ich" ist die Ansammlung von „Dingen", wie Ihr Alter,
> Ihr Geschlecht, Ihre Interessen und Vorlieben,
> Ihre Hoffnungen und Erinnerungen, die Sie Ihr Leben nennen.

In jedem Stadium, nein, in jeder Sekunde Ihres Lebens, während Ihr Körper damit beschäftigt war, so zu werden, wie er heute ist, stand Ihr Bewusstsein als stiller, wachsamer, zeitloser Zeuge oder Beobachter daneben. Als Sie sagten: „Ich möchte zu meiner Mama", „Ich hasse den Turnunterricht", „Ich werde dich immer lieben" oder „Ich mag keine laute Musik", identifizierten Sie sich mit Dingen, Ereignissen und Gefühlen, die zwar dem „Ich" widerfuhren, nicht aber dem Selbst. Die Dinge und Gefühle in Ihrem Leben – dass Sie sich nach Ihrer Mutter sehnten, den Turnunterricht verabscheuten usw. –, das alles hat sich gewandelt und ist in der sogenannten Erinnerung aufbewahrt. Die Dinge in Ihrem Leben haben sich verändert und verändern sich noch. Doch Ihr Bewusstsein ist nach wie vor regungsloser Zeuge des Films, den Sie Ihr Leben nennen.

Alfred Lord Tennyson sprach in seinem Gedicht *The Brook* von dieser Unveränderlichkeit und Beständigkeit, als er schrieb „Menschen kommen, Menschen gehen, ich aber fließe ewig". Wir könnten genauso leicht, jedoch weniger eloquent sagen: Meine Sicherheit, Gefühle und Gedanken, mein Körper und mein Umfeld kommen und gehen, aber mein Bewusstsein bleibt ewig bestehen. Das ist sicher nicht so ergreifend für die Seele, doch es bringt den Sachverhalt rüber.

Warum ist es so absolut entscheidend, „Dein Selbst" zu kennen? Wenn Sie es schaffen, Ihr inneres Selbst als unveränderlich, grenzenlos und als ewiges Bewusstsein wertzuschätzen, dann beginnt Ihre Abhängigkeit vom welkenden Körper und

Ihrem nachlassenden Verstand zu schwinden. Sie werden sich bewusst, dass Sie jenseits allen Wandels und des Todes sind. Sie werden sich bewusst, dass Sie als Bewusstsein ewig existieren, jenseits all der Dinge und Gedanken, die „Sie" sind.

> Sie sind Bewusstsein! Doch Ihr Bewusstsein war bisher ein unbewegter Zeuge des Films, den Sie Ihr Leben nennen.

Wenn es Sie schon entspannte und Ihnen Frieden vermittelte, die Lücke zwischen Ihren Gedanken ein paar Minuten zu beobachten, stellen Sie sich nur vor, welch freudige Abenteuer auf Sie warten, wenn reines Bewusstsein Ihr Denken, Essen, Arbeiten und Lieben erfüllt. Der erste Schritt zu einem erfüllten und reichen Leben besteht in der Entdeckung, dass Sie zutiefst in Ihrem Denken reines Bewusstsein sind. Dieses Bewusstsein in Ihre Alltagsaktivitäten zu locken, das ist der nächste Schritt. Wenn Sie schließlich lernen, Ihre Wunden und die anderer zu heilen, dann ist das wirklich eine durch eigene Kraft erreichte Wohltat.

7. Die Tor-Technik

„Wenn ich die gute Fee beeinflussen könnte, die bei der Taufe aller Kinder Pate steht, dann würde ich sie bitten, jedem Kind der Welt ein so nachhaltiges Gefühl für Wunder zu schenken, dass es das ganze Leben lang anhält."

Rachel Carson

Ich habe alle möglichen Reaktionen erlebt, als Menschen erkannten, dass sie reines Bewusstsein sind und nicht der Kram, mit dem ihr Verstand angefüllt ist. Gewöhnlich ist dieser Moment geprägt von freudiger Überraschung, verbunden mit einem Gefühl von Freiheit und Leichtigkeit. Diese Euphorie kann eine Weile anhalten, doch früher oder später will das Ego die Kontrolle über den Verstand zurückgewinnen. An diesem Punkt gewinnen Gedanken und Dinge wieder ihre übertriebene und überzogene Wichtigkeit. Das schwache Echo des Bewusstseins verklingt und ist rasch vergessen. Doch das muss nicht so sein. Wenn Sie beherzigen, was Sie in diesem Buch lesen, werden Sie das reine Bewusstsein mit ziemlicher Sicherheit festigen.

Der nächste Schritt auf dem Weg zu diesem Ziel besteht darin, die Nicht-Erfahrung des reinen Bewusstseins zu vertiefen und zu erweitern. Das erreichen wir, indem wir die Zeitspanne verlängern, der wir uns des reinen Bewusstseins gewahr sind. Dafür habe ich einen wunderbar einfachen und wirksamen Prozess entwickelt, der jedem und jeder schon beim ersten Mal gelingt. Ich nenne ihn die Tor-Technik, denn er öffnet das Tor zum reinen Bewusstsein so leicht, als hätte der Wächter des Tores es selbst geölt. Wir brauchen das Tor nur noch zu durchschreiten.

> Der nächste Schritt auf dem Weg zu diesem Ziel besteht darin, die Nicht-Erfahrung des reinen Bewusstseins zu vertiefen und zu erweitern.

Die Tor-Technik verändert die Art, wie wir unsere Welt sehen, sanft und dennoch tief greifend. Diese „Änderung" mag anfangs kaum merkbar sein, doch sie beeinflusst unseren Körper und Verstand / Geist nachhaltig und überträgt sich auf alle anderen Lebensbereiche. Hat man die Tor-Technik erst einmal einige Wochen angewandt, dann ist es nicht ungewöhnlich, wenn Freunde Bemerkungen machen über unsere entspannten Gesichtszüge oder das zarte Leuchten in unseren Augen. Es ist Zeit anzufangen, krempeln Sie also die Ärmel hoch und öffnen Sie das Tor zu Ihrem Selbst.

> Es ist nicht ungewöhnlich, dass Freunde Bemerkungen machen über unsere entspannten Gesichtszüge oder das sanfte Leuchten in unseren Augen.

Übung Nr. 2: Die Tor-Technik

Sie können sich eine (deutschsprachige) MP3-Datei der *Tor-Technik* von der Internetseite *www.quantenheilung.info* herunterladen. Ich führe Sie Schritt für Schritt durch den Prozess. Auf der gleichen Seite finden Sie auch eine (deutschsprachige) MP3-Version der Technik *Reines Bewusstsein*, die in diesem Buch auf S. 81 ausführlich vorgestellt wird. Sie werden sie als besonders hilfreich empfinden, bevor Sie die QE-Methode erlernen.

Setzen Sie sich bequem auf einen Stuhl, wo Sie zehn bis zwanzig Minuten lang nicht gestört werden. Schließen Sie Ihre Augen und lassen Sie Ihre Gedanken zehn bis zwanzig Sekunden lang umherschweifen. Gehen Sie jetzt gedanklich eine Liste positiver Wörter durch. Sie können die Wörter innerlich sehen oder hören, das spielt keine Rolle. Diese Wörter könnten etwa sein: Ruhe, Stille, Gelassenheit, Frieden, Freude, Glückseligkeit oder Ekstase. Vielleicht sehen oder hören Sie andere Worte wie: Licht, Liebe, Mitgefühl, Raum, Unendlichkeit, reine Energie, Existenz oder Gnade. Haben Sie die Liste Ihrer Wörter Revue passieren lassen, dann gehen Sie sie noch einmal durch. Suchen Sie dann langsam ein Wort aus, das Ihre Aufmerksamkeit auf sich zieht. Und nun beobachten Sie einfach dieses Wort. Seien Sie einfach sehr wachsam und warten Sie, wie es wirkt.

Ihr Wort wird sich schließlich auf irgendeine Art verändern, wenn Sie es unbeteiligt und ohne sich einzumischen beobachten. Vielleicht wird es größer oder heller oder lauter; es könnte auch zu pulsieren beginnen oder verblassen bzw. verklingen und ganz verschwinden. Es lässt sich nicht vorhersagen, wie es sich verhält, doch das macht nichts. Ihre Aufgabe besteht lediglich darin, es zu beobachten, ohne Kontrolle auszuüben oder sich anderweitig einzumischen. Das Ganze ist wie fernsehen, nur spielt es sich in Ihrem Kopf ab. Wie leicht kann das sein?

Während Sie Ihr Wort beobachten, mag Ihr Verstand anderen Gedanken nachhängen oder Sie beginnen vielleicht auf Geräusche zu achten, die Sie um sich herum wahrnehmen. Möglicherweise vergessen Sie zeitweise, dass Sie gerade die Tor-Technik durchführen und verlieren sich bisweilen sogar minutenlang in Gedanken. Das macht nichts. Wenn das passiert, dann finden Sie einfach gleichmütig wieder zu Ihrem Wort zurück, sobald Sie merken, dass Sie Ihre Aufmerksamkeit nicht mehr darauf gerichtet haben. Das ist alles! Die kraftvolle Wirkung der Tor-Technik liegt in ihrer Einfachheit und Arglosigkeit.

Noch ein letzter Punkt: Sie werden feststellen, dass Ihr Wort gelegentlich verschwindet. Das ist auch in Ordnung. Achten Sie einfach auf den Raum, den es hinterlässt. Sie werden ihn als Lücke wahrnehmen, in der das reine Bewusstsein verweilt. Auf diese Lücke kommt es nicht an. Sie ist nur eine weitere Veränderung, die Ihr Verstand durchläuft. Bald wird Ihr Wort ganz von selbst wieder auftauchen oder es verwandelt sich in ein anderes Wort. Auch das ist in Ordnung. Akzeptieren Sie einfach das neue Wort und beobachten Sie es bzw. hören Sie es, genau so, wie Sie es mit dem vorherigen Wort getan haben.

Noch einmal zur Wiederholung: Sitzen Sie mit geschlossen Augen still da. Finden Sie nach einigen Sekunden ganz leicht Ihr Wort und beobachten Sie einfach, was geschieht. Mischen Sie sich nicht ein, beobachten Sie nur. Wenn Sie merken, dass andere Gedanken oder Geräusche da sind, finden Sie ruhig wieder zu Ihrem Wort zurück und beginnen Sie es wieder zu beobachten. Wenn Sie Ihr Wort verlieren, dann wird es wiederkommen oder ein anderes wird an seine Stelle treten. Verfolgen Sie es einfach.

> **Die kraftvolle Wirkung der Tor-Technik liegt in ihrer Einfachheit und Arglosigkeit.**

Es spielt keine Rolle, was passiert, solange Sie lediglich unbeteiligt beobachten, was sich vor Ihnen abspielt. Führen Sie die Tor-Technik zehn bis zwanzig Minuten lang durch. (Wenn möglich, widmen Sie sich ihr immer mindestens zehn Minuten.) Öffnen Sie anschließend Ihre Augen nicht zu schnell, springen Sie nicht auf und werden Sie nicht sofort aktiv. Halten Sie Ihre Augen noch geschlossen. Nehmen Sie sich ein oder zwei Minuten Zeit, um langsam in die äußere Welt zurückzukommen. Kommen Sie zu schnell zurück, so könnte das zu Reizbarkeit, Kopfschmerzen oder anderem körperlichen Unbehagen führen. Ob Sie es merken oder nicht, Ihr Körper wird sehr entspannt sein und braucht etwas Zeit, um wieder auf Touren zu kommen. Ihr Verstand will vielleicht gleich lospreschen, doch geben Sie Ihrem Körper die Gelegenheit, mitzukommen. Widmen Sie sich dann behutsam wieder Ihren Alltagsaktivitäten. Führen Sie die Tor-Technik mindestens einmal täglich durch; zwei Mal täglich vervierfacht allerdings die Wirkung. Die beste Zeit dafür ist unmittelbar nach dem Aufwachen. Eine Wiederholung ist irgendwann später im Tagesverlauf völlig in Ordnung. Falls Sie die Übung tagsüber nicht einbauen können, dann machen Sie sie vor dem Schlafengehen. So löst sie ganz wunderbar den Alltagsstress auf und sorgt für einen guten Schlaf.

Wichtig für den anhaltenden Erfolg: Lesen Sie diese Anleitung noch einmal oder hören Sie sich den Download anfangs alle paar Tage an. So werden Sie mögliche schlechte Gewohnheiten gleich wieder los, die sich versehentlich in Ihr Üben eingeschlichen haben könnten. Häufig glaubt man, etwas richtig zu machen, und stellt dann fest, dass man etwas ausgelassen oder Unnötiges ergänzt hat. Wenn Sie nicht sorgfältig darauf achten, wirklich unschuldig zu beobachten, wird die Tor-Technik nicht so gut wirken und Sie glauben dann, sie funktioniere nicht mehr so gut wie zu Anfang. Das ist ein verräterisches Zeichen und zeigt, dass sich eine Störung eingeschlichen hat. Überprüfen Sie Ihr Tun dann regelmäßig, lesen Sie die Anweisungen erneut oder hören Sie sie sich alle zwei Wochen noch einmal an. So stellen Sie sicher, dass Sie das Meiste herausholen.

Durch die Tor-Technik lernen wir, uns auf nichts anderes zu konzentrieren als auf das Beobachten. Was hierbei passiert, ist recht magisch. Ohne einen Hauch von Mühe setzt eine tiefe Heilung ein. Ja, jegliches Bemühen ist kontraproduktiv. Die Tor-Technik bewirkt, dass Ihre Psyche in den Heilwassern des Bewusstseins badet. Tatsächlich stimmen wir uns auf die Weisheit ein, die Körper und Geist erschaffen hat. Wenn Sie regelmäßig üben, verspüren Sie mehr Energie, körperlich und psychisch, sind entspannter, seltener krank, widerstandsfähiger gegen mentalen und emotionalen Stress und führen harmonischere Beziehungen. Das alles erreichen Sie, indem Sie einfach aufmerksam sind. Recht bald werden Sie merken, dass Sie nicht nur während des Übens, sondern auch bei Ihren Alltagsaktivitäten mehr und mehr beobachten. Die Tor-Technik selbst ist bereits vollkommen, sie kann aber auch mit anderen Techniken kombiniert werden, um deren Wirksamkeit zu steigern. Wichtig ist nur, dass Sie die Tor-Technik selbst nicht abwandeln. Ihre Wirkung beruht auf ihrer Einfachheit; sie ist vollständig, so wie sie ist. Etwas hinzuzufügen oder wegzulassen schmälert nur ihre Wirkung.

Im nächsten Kapitel lernen Sie dann die QE-Methode kennen, die wissenschaftliche Methode der Sofortheilung. Die Tor-Technik wird zwar nicht direkt im Prozess der QE-Methode angewandt, doch sie hilft, das Bewusstsein zu schulen, den Grundstein der Quantenheilung. Täglich durchgeführt gewöhnen wir uns rasch daran, aus dem Gegenwartsbewusstsein heraus zu handeln. Später, wenn Sie die Methode beherrschen, können Sie die Tor-Technik damit ersetzen, auch wenn viele Menschen beide parallel anwenden. Jetzt ist es an der Zeit zu entdecken, was es mit der QE-Methode genau auf sich hat und wie sie funktioniert. Danach lernen Sie, wie Sie damit ganz praktisch heilen können.

8. Die *Quantum-Entrainment-* Methode

„Gott achtet nicht darauf, wie viel wir tun, sondern mit wie viel Liebe wir etwas tun."

Mutter Theresa

„Intuition ist die Quelle wissenschaftlicher Erkenntnis."

Aristoteles

Was ist *Quantum Entrainment* (QE)? *Quantum Entrainment* (zu Deutsch etwa: Quantenharmonisierung, Quantenheilung) ist eine schnelle und wirkungsvolle, wissenschaftlich belegte Methode, die Schmerz lindert und Heilung fördert. Sie bewirkt im Körper sofort sicht- und fühlbare Veränderungen. Sie ist reproduzierbar und hält einer wissenschaftlichen Vor- und Nachprüfung stand. Die Quantum-Entrainment-Methode wirkt noch lange nach der eigentlichen Sitzung; sie ist ausgleichend und löst sanft Blockaden auf, die das körperliche und emotionale Wohlbefinden beeinträchtigen. Beim Impulsgeber oder Behandler wie auch beim Empfänger fördert sie ein Bewusstsein für Heilung. Gewöhnlich geht eine QE-Sitzung mit einem Gefühl des Friedens und der Entspannung einher.

Durch die QE-Methode werden wir uns unseres eigenen inneren Bewusstseins gewahr. Sobald wir mit dem reinen Bewusstsein immer vertrauter werden, fühlen wir uns in jeder Hinsicht wohler. Und sobald wir gesünder und glücklicher sind, ist es nur natürlich, dass wir das mit anderen teilen wollen. Im Folgenden zeige ich Ihnen, wie die schnell wirksame QE-Methode funktioniert. Dann ist der Zyklus vollendet, denn damit lernen Sie, weiterzugeben, was Sie empfangen. Genauer gesagt: Sie lernen, das weiterzugeben, was Sie sind. Wie sich herausstellt, sind nämlich die Menschen, mit denen Sie arbeiten, ebenfalls reines Bewusstsein. Sie erinnern die Menschen wieder an ihr wahres Wesen. Dieses faszinierende Konzept würde ich hier gerne noch weiter ausführen, doch das würde den Rahmen dieses Buches bei Weitem sprengen. Wenn Sie mehr darüber erfahren wollen, wie Ihr wahres Wesen Ihre Gesundheit, Beziehungen und Ihr Glücklichsein beeinflusst, dann empfehle ich Ihnen mein Buch *Beyond Happiness: How You Can Fulfill Your Deepest Desire* (nicht in Deutsch erhältlich, Anm. d. Verlages). Es ist eine recht interessante Lektüre, wenn ich ein wenig Werbung in eigener Sache machen darf.

> Durch die QE-Methode werden wir uns unseres eigenen inneren Bewusstseins gewahr.

Reines Bewusstsein gestaltet Dinge, die schieffliefen, wirkungsvoll wieder neu, wie wir gleich sehen werden. Symptome wie Schmerzen, Verwirrung und Depression teilen uns mit, dass wir einen Fehlschlag erlitten haben. Symptome sind Hinweisschilder, sie zeigen, dass die Ordnung in Körper und Geist am Zusammenbrechen ist. Ob es sich um ein gebrochenes Bein handelt oder um ein gebrochenes Herz, die Störung läuft einem glatt funktionierenden, leistungsfähigen und liebenden Körper / Geist zuwider.

Gesundheit ist Ordnung. Je mehr Ordnung wir widerspiegeln, desto gesünder sind wir. Wenn die Gesundheit zu bröckeln beginnt, stehen uns vielfältige Medikamente und Therapien zur Verfügung, die diese Ordnung in Körper und Geist wiederherstellen sollen.

Das Thema Gesundheit können wir vereinfachen, indem wir es vom Blickwinkel der Schwingung aus betrachten. Eine Schwingung oder Welle ist der einfachste Ausdruck von Energie. Sterne und Frösche, Engel und Ambosse sind nichts anderes als Ansammlungen von Energiewellen, die sich verbinden, um genau diese Formen zu bilden.

> **Reines Bewusstsein gestaltet Dinge, die schiefliefen, wirkungsvoll wieder neu.**
>
> **Gesundheit ist Ordnung. Je mehr Ordnung wir widerspiegeln, desto gesünder sind wir.**

Wir können unsere Organe und Gewebe, Gedanken und Emotionen als einzelne Bündel von Schwingungen betrachten, die zusammenwirken, um einen gesunden Körper / Geist zu erschaffen. Wenn die Schwingungen aus dem Gleichgewicht geraten, nennen wir das Störung oder Krankheit und versuchen sie zu heilen. Heilung findet insbesondere dann statt, wenn man harmonische Schwingungen zuführt und so die disharmonischen neutralisiert. Ein Beispiel: Die Schwingung der Weidenrinde neutralisiert die Schwingung von Entzündungen.

Interferenz bezeichnet die Intensivierung oder Abschwächung von Schwingungen. Am einfachsten lässt sich das meiner Ansicht nach so betrachten: Die Amplitude ist die vertikale Ausdehnung einer Welle, ihr Ausschlag. Addiert man zwei Wellen mit gleicher Amplitude, so erhält man eine große Welle, deren Amplitude doppelt so groß ist wie die der ursprünglichen Wellen (siehe Abb. 4 auf S. 50). Das bezeichnet man als konstruktive Interferenz. Auch das Gegenteil trifft zu: Addiert man zwei Wellen mit entgegengerichteter Amplitude, dann heben sie einander auf und man kann keine Amplitude mehr beobachten. Das bezeichnet man als destruktive Interferenz.

Lassen Sie sich von Fachbegriffen aus der Welt der Physik jedoch nicht in Ihrer inneren Arbeit durcheinanderbringen. Gehen Sie an den Strand, schauen Sie sich die hereinkommenden Wellen an, dann sehen Sie dieses Prinzip in der Praxis. Sie werden bald bemerken, dass eine schnellere Welle eine langsamere vor ihr „überholt". Die beiden bilden dann eine einzige, mächtigere Wasserwelle. Die Wucht dieser größeren, sich schneller bewegenden Welle schiebt sie weiter den Strand hinauf als die anderen Wellen und die Welle durchnässt Ihre funkelnagelneuen Tennisschuhe. Das ist konstruktive Interferenz.

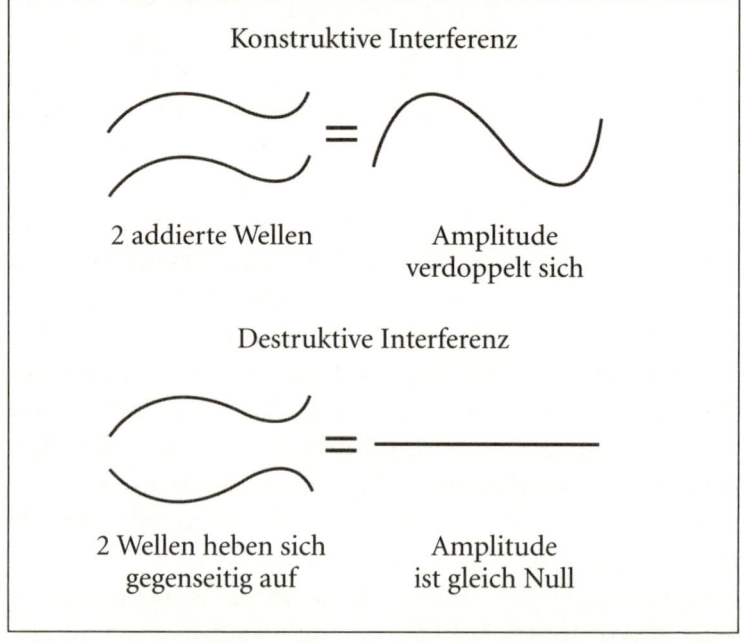

Abbildung 4: Welleninterferenz

Während die Welle wieder zurück ins Meer rollt und Sie bis zu den Knöcheln in sandigem Meerwasser stehen, begegnen sich eine zurückweichende und eine heranrollende Welle. Der Schwung der zurückströmenden Welle schwächt den der ankommenden ab, die dadurch an Größe und Kraft verliert und Sie nicht mehr erreicht. Nicht dass Ihnen das auffallen würde, denn Sie gehen ohnehin schon meckernd und mit nassen Füßen zu Ihrem Auto zurück. Der schwächere Schwung der zweiten Welle ist ein Beispiel für destruktive Interferenz.

Traditionelle Heilverfahren wie Arzneien, Akupunktur, Körperarbeit und energetische Methoden funktionieren letztlich, indem sie Schwingungen wieder harmonisieren. Je näher die Schwingung einer Behandlung dem gesunden Zustand kommt, desto umfassender ist die Heilung. Bisweilen kann sogar die Behandlung selbst eine Störung hervorrufen. Falls die Behandlung nur teilweise zur Heilung passt, wie das bei verschriebenen Medikamenten der Fall sein kann, dann kommt es zu Nebenwirkungen. Im Allgemeinen treten Nebenwirkungen umso seltener auf, je mehr das Heilsystem nur mit Wellen oder Schwingungen arbeitet. Und das bringt uns zurück zum reinen Bewusstsein.

Das reine Bewusstsein ist keine Schwingung, sondern die Quelle aller Schwingung. Es ist die potenzielle Ordnung und Energie hinter jeder Form. Wenn wir – theoretisch – in der Lage wären, in ein disharmonisches System reines Bewusstsein einfließen lassen zu können, dann würde daraus die vollkommene Ordnung ohne Nebenwirkungen entstehen. Und das ist möglich! Dieses Verfahren nennen wir *Quantum Entrainment* (QE oder auch Quantenheilung).

Jede Heilmethode, jedes Heilverfahren will dem Behandler eine Richtung weisen und ihn über mögliche Hürden geleiten, die ihn davon abhalten könnten, die anstehende Aufgabe erfolgreich zu bewältigen. Fälschlicherweise schreiben wir dem Verfahren den Erfolg zu! Doch das ist dafür nicht verantwortlich!

> Reines Bewusstsein ist keine Schwingung, sondern die Quelle aller Schwingung. Es ist die potenzielle Ordnung und Energie hinter jeder Form.

Und weil wir gerade dabei sind, weihe ich Sie gleich noch in ein anderes Geheimnis ein: Nicht das Heilverfahren, sondern das Bewusstsein bewirkt die Heilung. Das heißt, das Bewusstsein ist bei jeglicher erfolgreichen Unternehmung das Zaubermittel. Es spielt keine Rolle, ob Sie Ihr Auto waschen, eine Trigonometrieaufgabe lösen oder Ihre Zehennägel schneiden, Bewusstsein ist immer der entscheidende Bestandteil. Versuchen Sie mal, Ihre Fußnägel ohne Bewusstsein zu schneiden. Kein besonders hübsches Bild.

> Nicht das Heilverfahren, sondern das Bewusstsein bewirkt die Heilung.

Ihr Bewusstsein haucht all Ihrem Tun Leben ein, die Technik an sich ist leblos. Das Bewusstsein ist der Zug und das Verfahren sind die Gleise. Kein Bewusstsein, keine Bewegung. Ohne Bewusstsein passiert gar nichts. Deshalb ist es egal, welches Heilverfahren Sie sich aussuchen, denn Sie werden gesund.

Die QE-Methode betont das Bewusstsein, nicht die Methode. Wie Sie bald feststellen werden, kostet die eigentliche Technik fast gar keine Mühe. Ja, QE beginnt im Grunde dann zu wirken, wenn die Behandlung zu Ende ist. Um genau zu sein, die Heilung findet dann statt, wenn die ganze Struktur der QE-Technik sich im reinen Bewusstsein verliert. Bei diesem Verfahren geht es darum, sich des reinen Bewusstseins gewahr zu werden. Heilung ist in Wirklichkeit eine Nebenwirkung des Bewusstwerdens. Das bedeutet auch, dass nicht Sie der Heiler sind, sondern das reine Bewusstsein ist der Heiler. Diese Unterscheidung ist wichtig und wird Ihnen noch offensichtlicher, sobald Sie die Quantum-Entrainment-Methode anzuwenden beginnen.

> **Heilung ist in Wirklichkeit eine Nebenwirkung des Bewusstwerdens.**

Das bringt uns zu einem wesentlichen Punkt, den wir genauer betrachten sollten. Wenn Sie nicht der Heiler sind, dann können Sie sich auch keine erfolgte Heilung zugutehalten. Diese Verantwortung tragen Sie nicht, Sie sind frei von dieser Last.

Angenommen, Sie werden gebeten, jemandem mit einem stark schmerzenden Knie Linderung zu verschaffen. Sie müssen nicht wissen, ob es sich um eine Arthritis handelt, ob das Knie verstaucht ist oder was auch immer. Sie müssen das Problem nicht diagnostizieren. Das übernimmt die unendliche Ordnung des Bewusstseins für Sie. Über das Knie brauchen Sie nichts zu wissen. Sie interessiert nur, was der „Kniebesitzer" will, in diesem Fall: Schmerzfreiheit.

Und Sie brauchen den QE-Prozess nur anzustoßen, der Rest wird für Sie erledigt. Genau genommen nicht für Sie, sondern für die Person mit den Knieschmerzen. Außer den Prozess in Gang zu setzen, tun Sie nichts und es passiert auch nichts mit Ihnen.

Vor einer QE-Sitzung, die zwischen 15 Sekunden und mehreren Minuten dauern kann, führen Sie einen einfachen Vortest durch, um die Schmerzintensität, Schwellung und andere Symptome objektiv zu ermitteln. Nach der Sitzung führen Sie diesen Test erneut durch und beobachten, zu welchem Grad diese Symptome gelindert sind. Weil Sie an der Heilung des Knies nicht beteiligt sind, sollten Sie auch kein rechtmäßiges Interesse daran haben, wie oder in welchem Maß Heilung stattgefunden hat. Dadurch ersparen Sie Ihrer Psyche blaue Flecken und halten Ihr Ego im Zaum. So können Mitgefühl und Freude darüber vorherrschen, dass Sie als Mensch Ihr ganzes Potenzial einsetzen. Das ist doch kein schlechter Gewinn für einige wenige Minuten Arbeit, was meinen Sie?

> **Sie brauchen den Prozess der Quantenheilung nur anzustoßen, der Rest wird für Sie erledigt.**

Die QE-Methode ist ein einfacher Prozess, bei dem sich das Bewusstsein zu Heilzwecken in reines Bewusstsein ausdehnen kann. Sobald der Impulsgeber dieses Prozesses sich des reinen Bewusstseins gewahr wird, findet augenblicklich Heilung statt. Zwar werden die disharmonischen Elemente jeder Krankheit oder jedes Zustandes sofort integriert, doch es kann einige Zeit dauern, bis das Ergebnis sich vollständig manifestiert. QE wirkt noch lange nach der Sitzung weiter. Das ist ein weiterer Grund, warum Sie sich nicht in die anfänglichen Ergebnisse verstricken sollten. Sagen wir, die Schmerzen im Knie waren nach der ersten QE-Sitzung um 80 Prozent geringer. Zwei Minuten später könnten es schon 90 Prozent sein und zwei Tage später kann der Schmerz ganz verschwunden sein.

> **Sobald der Impulsgeber dieses Prozesses sich des reinen Bewusstseins gewahr wird, findet augenblicklich Heilung statt.**

Was immer auch geschieht, es geschieht zum Besten. Es ist unmöglich, Schaden anzurichten. Der alte Leitspruch von Heilern: „Zuerst einmal nicht schaden!", trifft aus zwei Gründen auf die Quantum-Entrainment-Methode nicht zu: Sie heilen nicht und reines Bewusstsein kann keinen Schaden anrichten.

Allerdings sind Sie auch nicht völlig außen vor. Die Schönheit, Quantenheilung zu erleben, heilt sowohl Empfänger wie auch Impulsgeber (Anm. des Autors: Wir bezeichnen die Person, an der die Methode angewandt wird, als „Empfänger", und diejenige, die sie ausführt, als „Impulsgeber".) Kraft der QE-Methode gelangt der Impulsgeber leicht in einen wunderbaren Zustand reinen Bewusstseins und gewährleistet so, dass die vollkommene Harmonie dieses zarten Urzustandes die Materie auf harmonische Weise neu ordnet oder erschafft. Bei regelmäßiger Durchführung ist dieser Zustand inneren Bewusstseins auch nach außen hin spürbar, denn er ordnet und heilt jeden unserer Gedanken, jedes Wort und jede Handlung. Die Erfahrung ist friedvoll, erhebend und inspirierend.

In den folgenden Absätzen will ich die QE-Methode anderen Heilverfahren gegenüberstellen und mit ihnen vergleichen. Dies soll Ihrem Verständnis dienen. Bitte verstehen Sie meine Absicht nicht falsch! Ich äußere mich nicht über den Wert dieser Methoden. Jede Heilmethode ist wertvoll und notwendig. Fragen Sie nur die Millionen von Menschen, deren Lebensqualität sich verbessert, weil sie sie anwenden. Ich betrachte Gesundheit von einem umfassenderen Blickwinkel aus, gehe über Körper und Geist hinaus und schließe jeden Bereich menschlichen Zusammenspiels mit ein. Die konzeptuellen Ketten, die unseren Geist fesseln und unseren Körper schwächen, begrenzen uns in Wirklichkeit.

> **Die QE-Methode zu erleben, heilt Empfänger und Impulsgeber gleichermaßen.**

Vielleicht wollen Sie mithilfe der QE-Methode nur einen körperlichen oder emotionalen Schmerz heilen; das ist in Ordnung. Doch „Quantum Entrainment" ist mehr als eine Methode, um Körper und Geist zu heilen, denn es fließt leicht nach außen und heilt und bereichert jegliche menschliche Unternehmung und noch mehr. All das geschieht von selbst. Wird die Quantenheilung regelmäßig angewandt, werden die Ecken und Kanten des Lebens runder und weicher. In der Folge erleben wir das Leben als nährend, wie eine große Mutter, die uns schützt und lehrt und letztlich all unsere Bedürfnisse befriedigt. Diese neue Wahrnehmung stellt sich sehr rasch ein, sobald wir aus unserem Dornröschenschlaf erwachen und den neuen Tag spielerisch und ehrfürchtig begrüßen. Die QE-Methode ist das erste Spielzeug, das man aus der Spielzeugkiste nimmt, und das letzte, das man wieder dahin zurücklegt.

> Doch „Quantum Entrainment" ist mehr als eine Methode, um Körper und Geist zu heilen, denn es fließt leicht nach außen und heilt und bereichert jegliche menschliche Unternehmung und noch mehr.

Wird die QE-Methode täglich ins Spiel gebracht, dann beginnen unsere persönlichen Leiden von selbst zu heilen. Wir selbst heilen schneller. Wir verlassen uns immer weniger auf äußere Umstände und wenden uns leichter nach innen, um das Leben, das sich durch uns manifestiert, liebevoll zu beobachten. Wie ein Schneeball, der einen Abhang hinunterrollt und dabei immer größer wird, ziehen wir auf unserem Weg die Fülle des Lebens an, was uns gesünder macht und dynamischer leben lässt.

Ich bin kein Purist und Sie sollten aus meiner Sicht auch keiner sein. Die QE-Methode hat das Potenzial, und ich betone das Wort Potenzial, die Patentlösung für jegliches Problem zu sein. Sie werden sich täglich damit überraschen, dass Sie kleine Wunder bewirken. Diese Erfahrung wird die Grundlage verändern, auf der Sie diese Welt wahrnehmen. Auch wenn es verwegen klingt – Sie sollen die schöpferische Quelle des gesamten

Kosmos anzapfen! Ich fordere Sie dazu heraus, genau das zu tun, und dabei ganz normal weiterzuleben.

> Sie werden sich täglich damit überraschen, dass Sie kleine Wunder bewirken.

Die QE-Methode unterscheidet sich von anderen Heilverfahren darin, dass sie nicht auf Medikamenten, physikalisch-technischen Heilmitteln und Denkweisen beruht. Während ein traditionelles Heilsystem bereitwillig Strukturen aufgreift, will QE diese auflösen. Die geordnete Auflösung von Strukturen öffnet das Denken des Impulsgebers für das reine Bewusstsein, das wiederum Strukturen ordnet.

Alle Heilmethoden haben ihren Wert. Und dieser Wert steigt mit zunehmendem Bewusstsein des Behandlers. Wie bei jeder anderen Heilform stellt auch bei der Quantenheilung der Geist des Behandlers die Grenze dar. In einer perfekten Welt könnten wir nur mithilfe der QE-Methode vollkommene Gesundheit und Harmonie in Körper, Geist, Beziehungen, Arbeitsleben, bei unserer spirituellen Suche, im Bildungswesen und bei unserer Erholung sicherstellen. Ja, QE kann all diese Lebensbereiche wieder in Harmonie bringen. Die schlechte Nachricht daran ist: Wie bei allen Heilverfahren findet auch die QE-Methode ihre Grenze an den Grenzen des Behandlers. Die gute Nachricht aber lautet: Die QE-Methode zu praktizieren, hebt diese Begrenzungen tatsächlich auf. Einfach ausgedrückt: Je mehr Quantenheilung Sie praktizieren, desto vergnüglicher und erfüllter wird Ihr Leben. Kommen wir nun zurück zu den praktischen Details der Methode.

Die QE-Methode ist keine feinstofflich energetische Heilmethode. Sie arbeitet nicht mit Welleninterferenz und versucht auch nicht auf andere Art, widrige Energien mit Heilpflanzen oder Medikamenten, Körperarbeit oder manueller Behandlung, abstrahlenden Energien, feinstofflichen Energien oder auf irgendeine andere Art und Weise zu neutralisieren. In dieser Hinsicht ist die Methode einzigartig, weil:

> Die schlechte Nachricht daran ist: Wie bei allen Heilverfahren findet auch die QE-Methode ihre Grenze an den Grenzen des Behandlers. Die gute Nachricht aber lautet: Quantenheilung zu praktizieren hebt diese Begrenzungen tatsächlich auf.

Jedes bedeutende Heilsystem, sei es die Schulmedizin oder ein Verfahren, das mit feinstofflichen Energien arbeitet, oder irgendetwas dazwischen, erfordert ein strenges Lernen und Praktizieren unter der Anleitung eines qualifizierten Behandlers, damit man es sicher und wirksam anwenden kann. Sehr wahrscheinlich entwickelte sich dieses System im Laufe vieler Jahre über das Prinzip „Versuch und Irrtum", bevor es als brauchbar akzeptiert wurde. Die meisten Heilsysteme entwickeln sich noch immer weiter. Sie sind ebenso Kunst wie Wissenschaft und die Ergebnisse hängen von der Fertigkeit des Behandlers ab. Die umsichtige Vorgehensweise und Aufmerksamkeit für Details sind notwendig, weil diese Verfahren schaden können, wenn sie nicht ordnungsgemäß angewandt werden – im geringsten Fall wären sie zumindest unwirksam.

Aus einem einzigen einfachen Grund trifft nichts davon auf die Quantum-Entrainment-Methode zu: Denn letztlich macht der Impulsgeber nichts. Er oder sie lässt das reine Bewusstsein alle Arbeit tun. Erinnern Sie sich: Das reine Bewusstsein ist in vollkommener Ordnung. Wenn etwas aus der Ordnung geraten erscheint, dann bringt das reine Bewusstsein es in Ordnung. Den Impulsgeber brauchen wir nur, damit er die Voraussetzungen dafür schafft. Er oder sie bereitet alles vor und geht dann aus dem Weg. Anschließend löst das reine Bewusstsein die Disharmonie auf und setzt alles in ordnungsgemäßen Betrieb, während der Impulsgeber in verbundener Seligkeit einfach nur zuschaut.

Wie schwer ist es, diese Quantenheilung zu erlernen? Ganz einfach, im Prinzip nur: daran gedacht – schon gemacht. Die Methode anzuwenden erfordert keine besonderen Fertigkeiten und sie ist schnell erlernbar. Ja, es ist mühsamer, über die QE-Methode zu lesen, als sie zu praktizieren. Denn dabei erleben Sie die phänomenale Heilwirkung des reinen Bewusstseins am eigenen Leib.

Wofür ist die Quantenheilung gut? Wenn Sie an etwas denken können, dann kann QE es in Ordnung bringen. Die Methode *kann* es in Ordnung bringen, was aber nicht bedeutet, dass das auch *geschieht*. Alles, was das reine Bewusstsein erschaffen hat, was alles ist, was existiert, das kann es auch in Ordnung bringen. Das ergibt doch einen Sinn, oder? Der Punkt ist: Das reine Bewusstsein bringt die Dinge in Ordnung, nicht wir. Denn es wird nicht beeinflusst von unseren persönlichen Bedürfnissen, Sehnsüchten, Vorurteilen, Hoffnungen, Ängsten, Zielen, Fehlschlägen oder irgendetwas anderem, das uns im Kopf herumschwirrt. Wir Menschen sehen ein unglaublich winziges Scheibchen von dem, was war, was ist und was sein wird. Unser Problem besteht darin, dass wir unserer Ansicht nach eine recht gute Vorstellung davon haben, was in jeder einzelnen Situation am besten ist. Die Wahrheit ist: Wir haben keine Ahnung. In jedem einzelnen Moment ist unsere Welt ein Meer voller Ursache und Wirkung. Jede einzelne heutige Ursache resultiert aus unzähligen, in Wechselbeziehung stehenden Wirkungen, die zahllose Äonen zurückreichen, bis hin zu diesem ersten zarten Gedanken, aus dem die Schöpfung hervorging. Wie ist es möglich, den Ursprung von allem zu kennen, der den Gedanken verursachte, den wir in genau diesem Augenblick denken? Wissen Sie, was Sie dazu veranlasste, diesen Gedanken oder den vorherigen zu denken?

> Es ist mühsamer, über Quantenheilung zu lesen,
> als sie zu praktizieren.
>
> Wenn Sie an etwas denken können, dann kann die
> QE-Methode es in Ordnung bringen.

Ist es so schwer, sich vorzustellen, dass wir nicht Herr unseres Schicksals sind, wie wir zu sein glauben? Stellen Sie sich einen eingefleischten Junggesellen vor, der als junger Mann eine Minute zu spät zum Einkaufen aufbrach, weil er seine Autoschlüssel verlegt hatte. Er kam eine Minute zu spät zum Laden und verpasste genau die eine Frau, die er jemals hätte lieben können. Eine Minute, eine Sekunde kann ein ganzes Leben verändern. Wir alle haben schon irgendwann einmal darüber spekuliert, wie anders unser Leben verlaufen wäre, wenn wir einmal öfter Lotto gespielt hätten oder wir uns nicht den Wünschen unserer Eltern widersetzt hätten und Straßenpantomime geworden wären. Walten nicht in jedem Moment unseres Lebens Kräfte, die jenseits unserer Kontrolle liegen und die unsere Zukunft komplett verändern könnten?

Lassen Sie uns nun eine Pause einlegen und ein wenig mit einer Abstraktion „herumspielen"? Die Grenzen unseres Denkens ein wenig auszudehnen ist immer gut und besonders nützlich, wenn wir neue Heilparadigmen erforschen. Zumindest hat unser Verstand dann etwas, worauf er „herumkauen" kann. Wie ein Same könnte die Abstraktion keimen und zu etwas Nützlichem und letztlich ganz Großartigem heranwachsen.

> Unsere Welt ist ein Meer voller Ursache und Wirkung ...
> Eine Minute, eine Sekunde kann ein ganzes Leben verändern.

Die Quantenphysik hat mehrere realistische Theorien multipler Universen vorgestellt. Eine, die ich für sehr glaubhaft halte, besagt, dass jede und jeder von uns unzählig viele Leben hat. Es ist keine Theorie, sondere eine mathematische Tatsache, dass Zeit nicht vergeht. In dem Sinn, wie wir üblicherweise glauben, existiert sie gar nicht. Unser Verstand kreiert eine Abfolge, die wir als Zeit bezeichnen. Mit anderen Worten, die Zeit ist eine menschliche Erfindung, die es außerhalb unseres Verstandes gar nicht gibt. Nur unser beschränktes Bewusstsein fesselt uns an *eine* Zeit und *ein* Leben.

> **Zeit ist eine menschliche Erfindung, die es außerhalb unseres Verstandes gar nicht gibt.**

Die Wahrscheinlichkeit ist hoch, dass Sie genau so, wie Sie sind, auch noch in einem parallelen Leben existieren mit einer einzigen winzigen Änderung. In einem Leben haben Sie beispielsweise Arthritis in den Fingern, in einem anderen haben Sie die Arthritis möglicherweise in den Fingern und den Knien. In einem dritten Leben haben Sie möglicherweise überhaupt keine Arthritis. Denken Sie einmal darüber nach: Sie existieren in unzähligen Ausdrucksformen parallel. Wäre es nicht erstaunlich, wenn Sie bewusst von einem Leben in ein anderes wechseln könnten? Sie würden das Leben als unendlich ausgedehnt erleben – begrenzt nur durch Ihr Bewusstsein. Und jetzt kommen wir zu einem ganz interessanten Punkt.

Was verbindet diese multiplen Universen miteinander? Wenn jedes Ihrer Leben eine Perle an einer Kette wäre, was wäre der Faden, der sie zusammenhält? Der einende Faden multipler Universen ist David Bohms grenzenloses Ganzes, die implizite Ordnung des reinen Bewusstseins. Das reine Bewusstsein ist das Tor zu jedem Ihrer Leben.

So könnte die QE-Methode funktionieren, indem Ihr Bewusstsein sich nämlich durch das Tor des reinen Bewusstseins in ein Parallelleben begibt. Falls Sie in diesem Leben Arthritis haben, können Sie mühelos in das reine Bewusstsein eintauchen und in einem anderen Leben ohne Arthritis wieder auftauchen. Das erinnert mich an eines der Bücher der *Chroniken von Narnia* von C. S. Lewis, in dem seine Charaktere in England in einen Teich steigen können und in der Welt von Narnia wieder auftauchen. Lewis scheint intuitiv geahnt zu haben, was die Quantenphysik als multiple Universen bezeichnet.

Ich betrachte sie lieber wie eine Musik-CD. Jeder Titel auf der CD-Oberfläche repräsentiert ein Leben. Der Laserstrahl, der die Informationen liest, streicht über die CD und lässt die Musik jedes Lebens ertönen, die diesem Titel zugrunde liegt. Der Laser entspricht unserem Bewusstsein, das über den Titel hinweg streicht, den wir unser derzeitiges Leben nennen. Unser Bewusstsein bewegt sich von der Geburt zum Tod. Doch erinnern Sie sich, es gibt keine Zeit, die vergeht. Das ist eine Tatsache. Die Zeit ist eine Illusion, die uns unser Verstand erschafft. All unsere Leben existieren gleichzeitig, genau wie alle Stücke auf der CD gleichzeitig existieren. Wie wäre es nun, wenn wir den Laser dazu bringen könnten, nicht einen Track nach dem anderen abzutasten, sondern stattdessen unvorhersehbar zu einem parallelen Musikstück zu springen? Wir könnten auch ein anderes Stück abspielen, nicht wahr? Die Sofortheilung einer ganzen Krankheit erscheint wie Magie, bis Sie erkennen, dass Sie soeben aus einem Leben in reines Bewusstsein eingetaucht und in einem anderen Leben aufgetaucht sind, in dem diese einschränkende Krankheit gar nicht existiert.

Ich führe das aus gutem Grund an: Nur unser Bewusstsein schränkt die Wunder ein, die wir bewirken können. Wir alle haben unsere Grenzen und Beschränkungen, jede und jeder von uns; das ist unvermeidlich. Doch mit unserem jetzigen

Wissen können wir die Fesseln abstreifen, die unser Bewusstsein binden, und wir können jenseits unserer derzeitigen Begrenzungen leben. Könnte das Heilen von Arthritis ebenso einfach sein, wie auf einer CD zu einem anderen Titel zu springen? Ja, wenn Sie wissen, wie es geht, und wenn Ihr Verstand es zulässt. Die einfache QE-Methode enthält den Schöpfungsablauf, nämlich die Fähigkeit, unser Bewusstsein den grenzenlosen Möglichkeiten zu öffnen, die die Schöpfung uns zu Füßen legt.

> **Nur unser Bewusstsein schränkt die Wunder ein,
> die wir bewirken können.**

Nun, mit einer Theorie lässt sich gut experimentieren und sie birgt das Potenzial, unser Denken über seine derzeitigen Parameter hinaus zu erweitern. Doch Tatsache ist: Die *Quantum-Entrainment*-Methode wirkt, egal, ob Sie eine Theorie aufgestellt haben oder nicht. Sie wirkt, egal, ob Sie an sie glauben oder nicht. Sie wirkt, selbst wenn Sie nicht verstehen, wie. Ein Kind kann die Methode in vollkommener Unschuld durchführen. Ja, ohne diese Unschuld wird sie erst gar nicht funktionieren.

Diesen Bewusstseinswandel in Bezug auf Heilung können wir nicht durch bloße Willenskraft herbeiführen. Wir können nur unsere unschuldige Absicht auf das Meer reinen Bewusstseins richten. Wohin die Ströme von Harmonie und Heilung uns tragen, können wir nicht beeinflussen. Wir können den Wunsch hegen, jemanden zu heilen, doch dieser Wunsch entspringt unserem begrenzten Selbst, das im stets aufgewühlten Meer des Denkens dahintreibt. Es mag ein altruistischer Wunsch sein, der aus dem Mitgefühl mit einem leidenden Wesen entspringt. Doch wir können unmöglich wissen, ob der kosmische Plan diesem Wunsch entspricht. Wir wissen nicht, welch unendlicher, komplizierter Ablauf von Ereignissen zu dieser offensichtlichen Disharmonie geführt hat. Ebenso wenig wissen wir, auf welche Weise der kosmische Plan die Harmonie wieder zum Ausdruck bringen will. Mit jeder durchgeführten QE-Sitzung verändert sich der Zustand oder eine Beschwerde. Es ist möglich, dass eine einzige Sitzung Kräfte in Gang setzt, die durch das Universum strömen, bevor die Harmonie wiederhergestellt ist. Als Impulsgeber können wir nur unseren Wunsch ausdrücken, es richtig zu machen. Das Ergebnis, welche Form es auch annimmt, wird ein natürlicher und vollkommener Ausdruck des reinen Bewusstseins sein. Wir akzeptieren einfach, was wir sehen, in dem Wissen, dass wir schlicht nicht wissen *können*, welche Kräfte am Werk sind oder wann sie sich manifestieren.

> **Ein Kind kann die QE-Methode in vollkommener Unschuld durchführen. Ja, ohne diese Unschuld wird sie erst gar nicht funktionieren.**

Einmal bat mich eine Klientin, ihr bei mehreren Problemen gleichzeitig zu helfen. Sie litt unter Kopfschmerzen aufgrund einer Nebenhöhlenerkrankung, ihre Schultermuskulatur war durch ihre Arbeit verkrampft und sie hatte eine Blutarmut aufgrund einer sechs Wochen andauernden Blutung als Vorbote der Menopause. Ich wandte die QE-Methode einige Minuten an, danach bemerkte ich ein leichtes Anzeichen, dass ihr Körper den ordnenden Einfluss des reinen Bewusstseins empfangen hatte. Auf meine Frage, wie sie sich fühle, antwortete sie, genauso wie vorher. Ich erklärte ihr, dass der Prozess erfolgreich verlaufen sei und ich nun nichts mehr für sie tun könne. Ich sah die Enttäuschung in ihrem Gesicht, als sie sich zum Gehen anschickte. Ungefähr eine Stunde später rief sie aufgeregt an. Auf der Heimfahrt, so berichtete sie, wurden ihre Nebenhöhlen so plötzlich frei, dass sie fast anhalten musste. Anschließend hätten sich, etwa 20 Minuten, nachdem sie zu Hause angekommen war, ihre Schultern entspannt und sie fühle sich nun leicht und unbeschwert. Ich gratulierte ihr und bedankte mich, dass sie sich die Zeit genommen hatte, mich über ihren Zustand auf dem Laufenden zu halten. Am folgenden Morgen rief sie noch aufgeregter an: Alle Symptome der Menopause seien verschwunden.

> Es ist möglich, dass eine einzige QE-Sitzung Kräfte in Gang setzt, die durch das ganze Universum strömen ...

Während der Sitzung gab es bei der Klientin keinerlei äußere Anzeichen, dass der Prozess gewirkt hatte. Mir wurde es nur aufgrund einer winzigen Veränderung in einem einzigen Schultermuskel bewusst. Ich wusste nicht, welche Erleichterung sie erleben würde, wenn überhaupt. Das alles ging an mir vorüber, weil ich den Prozess eher als Außenstehender erlebte. Ich leitete die QE-Sitzung ein und „trat dann zur Seite". Über die Linderung ihrer Symptome freute ich mich sehr, nicht weil *ich* etwas getan hatte, sondern aus einem anderen Grund: Jedes Mal, wenn so eine Heilung stattfindet, ist das ein Beweis dafür, dass das Leben unermesslicher ist als unsere Gedanken und reichlicher als unsere Vorstellungskraft. Wenn ich eine QE-Sitzung initiiere, berühre ich etwas, das Großartiger ist als ich selbst und ich werde mir dessen als mein Selbst bewusst. Ich empfinde ein Gefühl, das nicht Hoffnung ist, sondern ein wirkliches Wissen, dass in meiner Welt alles in Ordnung ist. Ich wende die QE-Methode nicht nur an, um mein eigenes Leben zu verbessern. Ich praktiziere sie, um mich selbst daran zu erinnern, dass alles bereits vollkommen ist, und um ein Kräuseln auf dem großen Teich der Unsterblichkeit hervorzurufen. Dann kann ich beobachten, wie in diesem unendlich kleinen Ausschnitt des Universums diese kleinen Wellen in das Leben meiner Mitreisenden schwappen.

9. Sich auf das Heilen vorbereiten

„Die Seele denkt nie ohne ein inneres Bild."

Aristoteles

„Denk an links, denk an rechts, denk an unten, denk an oben. Woran du alles denken kannst, wenn du's nur tust erproben!"

Dr. Seuss

Wenn man sich auf eine QE-Sitzung vorbereitet, sollte man nicht so sehr Methoden und Techniken zusammensuchen, als sich vielmehr darauf vorbereiten, *nichts* zu tun. Diejenigen, die mich gut kennen, überrascht es nicht, dass gerade ich die QE-Methode entdeckt und entwickelt habe. Sie verweisen rasch darauf, dass ich mich die meiste Zeit meines Lebens auf das Nichtstun vorbereitet habe ... Es ist schon nett, so aufmerksam beobachtende und hilfreiche „Freunde" zu haben.

Als Erstes wünsche ich mir, dass Sie sich selbst die Kraft und Macht des reinen Bewusstseins demonstrieren, indem Sie in Ihrem Körper eine wahrnehmbare Veränderung herbeiführen. Diese erstaunliche Übung vermittelt Ihnen nicht nur die Grundlagen für Heilung, sondern auch einen Vorgeschmack darauf, wie viel Freude und Vergnügen das Heilen mit der *Quantum-Entrainment*-Methode macht. Sind Sie bereit? Es geht los!

> Wenn man sich auf eine QE-Sitzung vorbereitet, sollte man nicht so sehr Methoden und Techniken zusammensuchen, als sich vielmehr darauf vorbereiten, *nichts* zu tun.

Übung Nr. 3: Die Finger wachsen lassen

Halten Sie eine Hand, Handfläche zu Ihnen gewandt, vor sich und suchen Sie nach der obersten Querfalte, die an der Handwurzel waagerecht über Ihr Handgelenk verläuft. Finden Sie die gleiche Querfalte an der anderen Hand. Führen Sie nun Ihre beiden Handgelenke zusammen, sodass die beiden Querfalten auf genau gleicher Höhe liegen. Jetzt bringen Sie behutsam Ihre Handflächen und Finger zusammen. Ihre Hände sollten jetzt wie zum Gebet aneinanderliegen.

Schauen Sie, wie Ihre beiden Mittelfinger einander berühren. Sie sind entweder gleich lang oder einer ist etwas kürzer. Konzentrieren Sie sich für diese Übung auf den kürzeren Finger. Sind sie gleich lang, dann suchen Sie sich einen Mittelfinger aus.

Führen Sie nun Ihre Hände wieder auseinander und legen Sie sie auf einen Tisch oder in Ihren Schoß. Schauen Sie den Mittelfinger, den Sie für diese Übung ausgesucht haben, mit folgendem Gedanken an: „Dieser Finger wird länger." Bewegen Sie den Finger nicht! Werden Sie sich seiner nur sehr bewusst. Ob Sie dabei Ihre Augen schließen oder offen lassen, spielt keine Rolle. Schauen Sie auf den Finger oder stellen Sie ihn sich vor. Konzentrieren Sie Ihre Aufmerksamkeit nur auf diesen einen Finger; das ist alles. Machen Sie das eine Minute lang. Sie brauchen ihm nicht noch einmal mitzuteilen, er solle wachsen. Einmal genügt. Stellen Sie

nur sicher, dass Sie den Wechsel zum konzentrierten Bewusst-
sein vollziehen können. Dieser eine Finger bekommt eine ganze
Minute lang Ihre ungeteilte Aufmerksamkeit.

Messen Sie nach dieser Minute wieder die Länge Ihrer Finger
anhand der Querfalte am Handgelenk, wie eben beschrieben.
Registrieren Sie die Länge Ihrer Mittelfinger und voilà: Der Fin-
ger, auf den Sie Ihr Gewahrsein lenkten, ist länger. Das ist doch
recht erstaunlich, wenn Sie einen Moment innehalten, um darü-
ber nachzudenken. Willkommen in der wunderbaren Welt des
erhöhten Bewusstseins! Sie sind soeben Zeuge geworden, wie die
Kraft des Bewusstseins den Körper anregen und darauf vorberei-
ten kann, von innen heraus zu heilen. Doch wie konnten Sie die-
ses magische Kunststück vollführen (sollte ich es den magischen
Finger nennen)? Das wollen wir jetzt herausfinden.

Grundlage dieser Übung waren Absicht und Bewusstsein.
Zuerst hatten Sie einzig und allein die Absicht, dass Ihr kurzer
Finger länger wird. Dann richteten Sie Ihr ganzes Bewusstsein auf
diesen Finger. Diese Übung bringt uns in die Nähe der Quanten-
heilung, aber wir sind noch nicht ganz dort. Wir brauchen noch
ein einziges weiteres Element, das so genannte Eu-Gefühl (eine
Art „Wohlgefühl"), dann Sie sind startklar, um die Heilung
voranzutreiben.

10. Gefühle und Eu-Gefühle[1]

„Frieden ist ein Schmetterling, der sich immer unserem Griff entzieht, wenn man ihn jagt, der sich aber auf uns niederlässt, wenn wir ganz still dasitzen."

Nathaniel Hawthorne

Worin unterscheiden sich Ärger, Stolz, Besorgnis, Gram und andere Gefühle von Eu-Gefühlen wie Frieden, Freude und Glückseligkeit? Einfach ausgedrückt: Gefühle sind von etwas anderem abhängig, Eu-Gefühle nicht. Gefühle werden durch andere Gefühle, Gedanken und Umstände ausgelöst. Eu-Gefühle entspringen direkt dem reinen Bewusstsein. Wenn Sie sich ärgern, dann hat das einen Grund. Sie könnten sich beispielsweise über Ihren Partner oder Ihre Partnerin ärgern, weil er oder sie die Zahnpastatube offen ließ. Vielleicht sind Sie traurig, weil ein nahe stehender Mensch weg ist. Sie mögen besorgt sein, weil Sie die Rechnungen nicht bezahlen können. Für all diese Gefühle gibt es Umstände, ob Ihnen diese bewusst sind oder nicht.

---

1 Im Englischen steht die Wortschöpfung *eufeelings*, was durch die deutsche Wortschöpfung Eu-Gefühl (eine Art „Wohlgefühl") ausgedrückt werden soll; Anm. d. Übers.

Eu-Gefühle aus dem Sein (die Kurzform für euphorische oder erhebende Gefühle) sind nicht an Umstände oder Bedingungen geknüpft. Sie haben und brauchen keinen Grund, um da zu sein, sie *sind* einfach. Zum Beispiel herrscht immer Frieden, wo immer wir auch sind. Sobald Sie einmal wissen, wie das geht, finden Sie Frieden selbst inmitten eines emotionalen Tornados, wie im Auge des Sturms. Wenn Sie sich Ihres Selbst, des reinen Bewusstseins bewusst sind, dann werden Sie Frieden erleben, ganz egal, was Sie sonst gerade denken oder tun. Ja, Sie merken vielleicht, dass der Frieden immer schon da war, Sie aber nicht auf ihn geachtet haben. Frieden ist Ihr natürlicher Seinszustand, wenn Sie nicht im emotionalen Dunstkreis Ihrer situationsabhängigen Alltagsgefühle gefangen sind. Wenn Sie mit dem reinen Bewusstsein noch nicht vertraut sind, können Sie diese letzte Äußerung vielleicht nur schwer nachvollziehen. Das ändert sich, sobald Sie die QE-Methode beherrschen. Diese lenkt Ihr Alltagsbewusstsein leicht auf das reine Bewusstsein und das Eu-Gefühl, das gleich hinter Ihrem Verstand in die zartesten Bereiche schimmert.

> Eu-Gefühle entspringen direkt dem reinen Bewusstsein.

Situationsabhängige Gefühle sind vom Verstand gemacht und an die Zeit gebunden. Sie dienen den typischen Bedürfnissen des Egos, alles zu trennen und zu beherrschen. Alle situationsabhängigen Gefühle haben einen Gegenpol, etwa Glücklichsein und Traurigkeit, Liebe und Isolation. Und sie hängen immer mit der Vergangenheit oder der Zukunft zusammen. Eu-Gefühle haben keinen Gegenpol. Sie sind die himmlischen Melodien des reinen Bewusstseins, die sanft an die abgelegenen Gestade unseres Verstandes plätschern. Als erste und leiseste Artikulationen der Ewigkeit, die wir sind, erklingen sie immer, werden jedoch nur selten gehört.

Das grundlegende Eu-Gefühl Frieden wird auch als Schweigen oder Stille, Freude, Glückseligkeit oder bedingungslose Liebe, Ekstase und Ehrfurcht vor der Einheit erlebt. Jedes Eu-Gefühl enthält alle Eu-Gefühle. Im Frieden ist auch die Stille. Wenn Sie sehr aufmerksam sind, werden Sie Frieden als freudig erleben. Wenn Sie besonders still sind, werden Sie darin auch die Unschuld bedingungsloser Liebe finden, die bereit ist, Sie zart zu umarmen.

Eu-Gefühle existieren zwar aus sich selbst heraus, doch sie können im Verstand situationsabhängige Gefühle auslösen. Während Sie etwa reine Freude erleben, können im Verstand Gefühle wie Vergnügen oder Glücklichsein auftauchen. Das Eu-Gefühl vom höchsten Punkt des Verstandes nimmt dieser als Glücklichsein wahr. In diesem Fall brauchte das bedingte Gefühl „Glücklichsein" noch einen Grund für seine Existenz. Dieser Grund war das Eu-Gefühl Freude. Situationsabhängige Gefühle wie Ärger und Lust rufen andere bedingte Gefühle hervor. Doch situationsabhängige Gefühle können niemals Eu-Gefühle auslösen.

> **Sobald Sie einmal wissen, wie das geht, finden Sie Frieden selbst inmitten eines emotionalen Tornados, wie im Auge des Sturms.**

Wichtig ist, über diesen Punkt gründlich nachzudenken. Wir unterscheiden zwischen Gefühlen, die der Verstand erzeugt, um die Bedürfnisse des Egos nach Zwietracht zu befriedigen, und den Eu-Gefühlen, die grenzenlose Harmonie und Frieden fördern. Tun wir das nicht, dann bleiben wir an das wirbelnde Rad emotionalen Aufruhrs gekettet, der unsere Welt an den Rand der Auslöschung gebracht hat. Sobald wir das verstanden haben, können wir leicht Abhilfe schaffen. Erleben Sie zuerst die allumfassende Harmonie von Frieden, Freude und Liebe und lassen Sie zu, dass sich Heilung spontan von innen her ausbreitet.

Wenn wir den Verstand mit einer Glühbirne vergleichen, dann wäre das reine Bewusstsein die Elektrizität, welche die Birne zum Leuchten bringt. Eu-Gefühle wären das Licht, das entsteht, wenn Strom durch den Glühfaden fließt. Situationsabhängige Gefühle wären Veränderungen in der Glasstruktur der Glühbirne, etwa Farbe oder Aufdrucke (60 W), oder Abweichungen im Glas wie Blasen oder Falten. Um die Analogie noch etwas weiterzuführen: Wenn Sie sich etwas deprimiert fühlen, dann könnte Ihre Birne blau sein, ärgern Sie sich, wäre sie rot und so weiter. Selbst wenn das Glas Ihrer Birne blau gefärbt ist, ist das Licht im Inneren rein und klar. Es erscheint erst dann blau, wenn es durch das blaue Glas hindurchleuchtet. Eu-Gefühle sind immer klar und rein, und selbst wenn wir deprimiert sind oder ärgerlich, sind die Eu-Gefühle noch da. Falls wir uns jedoch mit unserem Blues, unserem „Deprimiertsein" identifizieren, entgeht uns die Reinheit des uns immer innewohnenden Friedens.

> Wenn wir den Verstand mit einer Glühbirne vergleichen, dann wäre das reine Bewusstsein die Elektrizität, welche die Birne zum Leuchten bringt.

Ich will diese Analogie nicht überstrapazieren, doch wir können an ihr noch einen anderen wichtigen Punkt verdeutlichen: Wenn wir Menschen sehen, die deprimiert, wütend, reizbar, widerwärtig usw. sind, dann neigen wir dazu, uns auf die „Farbe" zu konzentrieren, die wir sehen. Wir achten nur auf die Emotion und sehen über die Reinheit dahinter hinweg. Sobald wir die QE-Methode durchführen, werden wir uns als Teil des Prozesses der Eu-Gefühle bewusst. Sie regen die Heilung an. Praktizieren wir die Methode immer weiter, so werden wir im

Laufe der Zeit mit der ursprünglichen Reinheit vertraut, bevor ein Gedanke oder eine Handlung stattfindet. Dieses Wissen breitet sich rasch in unserem Alltag aus und wir beginnen spontan Frieden, Freude und grenzenlose Liebe hinter dem Verhalten zu erkennen.

Weil wir das reine Bewusstsein in uns selbst und anderen erkennen, beeinflusst uns negatives Verhalten anderer Menschen weniger. Wir bleiben frei davon und können das Eu-Gefühl genießen, das unser Verstand im jeweiligen Moment reflektiert, seien es Frieden, Freude, Glückseligkeit oder grenzenlose Liebe. Wir werden nicht nur anderen, sondern auch uns selbst gegenüber toleranter und liebevoller. Unsere eigenen offensichtlichen Unvollkommenheiten zu akzeptieren sowie das Verhalten, das sie hervorrufen, beschert uns eine wunderbare Freiheit und bildet die Grundlage dafür, dass wir jeden Tag in Frieden leben können.

11. Die drei Ps der Absicht der QE-Methode

„Wer sich für den Anfang eines Weges entscheidet,
entscheidet sich auch für dessen Ziel."

Harry Emerson Fosdick

Gewissermaßen der Hauptbestandteil der QE-Methode ist das reine Bewusstsein. Indem sich das reine Bewusstsein in Ihrem Geist widerspiegelt, erschafft es die zweite Ingredienz, ein Eu-Gefühl. Nun wollen wir noch über einen weiteren Bestandteil der Methode sprechen, um die drei Schritte zu vervollständigen. Dieser ist die Absicht oder Intention.

Die Intention weist dem reinen Bewusstsein die Richtung. Sie teilt dem Formlosen mit, welche Form es nach unserem Wunsch annehmen soll. Wenn Sie in einem Schnellrestaurant mit Drive-In-Schalter eine Mahlzeit bestellen, dann geben Sie erst über die Sprechanlage Ihre Bestellung auf, fahren dann das kurze Stück bis zum Ausgabefenster und nehmen dort Ihr Essen entgegen. Was im Inneren des Restaurants alles abläuft, beschäftigt Sie nicht wirklich. Die QE-Methode ähnelt so einer Essensbestellung sehr. Sie geben einfach Ihre „Heilbestellung" auf, unternehmen einen kurzen Ausflug durch das reine Bewusstsein und wenn Sie am Fenster des Lebens ankommen, warten die Ergebnisse schon auf Sie. Abgeschmackt, ja, aber so kommt die Idee aus meiner Sicht rüber. Die Intention ist der Bereich, in dem Sie Ihre Bestellung aufgeben. Wie einfach kann das sein?

Die Intention weist dem reinen Bewusstsein die Richtung.

Es gibt alle möglichen Arten von Absichten auf dieser Welt. Manche sind einfach, andere wirklich kompliziert, bis auf die zehnte Stelle hinter dem Komma. Für unsere Zwecke ist eine einfache Absicht besser. Bei der *Quantum-Entrainment-*Methode besteht eine Absicht aus drei Teilen. Jeder beginnt mit dem Buchstaben P, so lässt es sich besser merken.

Unsere drei Ps sind:

präsent (im Sinne von jetzt, in der Gegenwart stattfindend)
präzise
positiv

„Präsent", im Sinne von in der Gegenwart stattfindend, bedeutet „genau jetzt". „Präzise" bedeutet, Sie legen genau fest, was Sie jetzt heilen wollen; und „positiv" bedeutet, Sie betrachten den Zustand oder die Erkrankung als bereits geheilt. Eine negative Absicht wäre, Stellung gegen etwas zu beziehen, etwa einen Schmerz auszuschalten oder Krebszellen zu bekämpfen. Bei unserer Methode braucht es hingegen keine negative Absicht, ja, sie ist sogar kontraproduktiv.

Wir kämpfen nicht gegen Schmerz oder irgendetwas anderes. Der Schmerz ist kein Feind, sondern eine Abweichung. Schmerz ist wie ein Kind, das sich daneben benimmt und nicht Strafe, sondern Liebe und klare Anweisungen braucht. Die Absicht hinter der QE-Methode gleicht eher einer Einladung oder Aufforderung. Sie ist eine Einladung an das reine Bewusstsein, im Heim unseres Körpers / Geistes Ehrengast zu sein. Und im Gegenzug liebt das reine Bewusstsein unsere ungezogenen Schmerzen und Probleme. Jede Disharmonie löst sich schließlich in der liebenden Umarmung des reinen Bewusstseins auf.

Die QE-Methode ähnelt einer Essensbestellung.

Lassen Sie uns die Absicht hinter der QE-Methode betrachten. Wollen Sie einen verstauchten Knöchel heilen, dann könnte Ihre Absicht lauten: *„Ein normal einsatzfähiger Fußknöchel, frei von Schmerz und Schwellung."* Achten Sie zuerst darauf, wie einfach und konkret diese Absicht ist. Mehr brauchen wir nicht. Diese einfache Absicht genügt, um dem reinen Bewusstsein den Rahmen zu geben, in dem es heilen soll. Diese Absicht bezeichnet den Knöchel (präzise) so, als wäre er in diesem Moment (präsent) schon geheilt (positiv). Wie Sie feststellen werden, brauchen Sie sich nur auf das Endergebnis konzentrieren und das Bewusstsein erledigt die ganze Arbeit. Das ist nun wirklich eine Anleitung zum „Heilen für Faulpelze". Im Folgenden werden wir uns nun dem letzten und entscheidenden Bestandteil der drei Schritte zur Heilung mit der QE-Methode zuwenden, dem reinen Bewusstsein.

12. Das reine Bewusstsein finden

„Das Bewusstsein ist der Ursprung; es ist der Ausgangszustand, ohne Anfang, ohne Ende, ohne Ursache, ohne Unterstützung, ungeteilt, unveränderlich."

Nisargadatta

„Das Bewusstsein ist nicht selektiv. Es ist der absolute Raum, in dem alles geschieht."

Karl Renz

Die *Quantum-Entrainment*-Methode ist deshalb so einfach und wirkungsvoll, weil sie sich die unendlich heilende Ordnung des reinen Bewusstseins zunutze macht. Es leuchtet ein, dass der Impulsgeber bei der QE-Methode wissen sollte, was reines Bewusstsein ist und wie er damit in Kontakt kommt, oder genauer gesagt, wie er sich dessen bewusst wird. Im Laufe der Zeit ist viel über das reine Bewusstsein geschrieben worden. Meistens berichten uns die Personen, die darüber schreiben, dass es schwer zu erlangen ist. Nach ihrer Aussage bedarf es jahrelangen Übens und Praktizierens, um Zugang zu ihm zu finden. Ich behaupte, es ist unmöglich zu erreichen und Sie werden nie Zugang dazu *finden*. Und zwar deshalb, weil Sie ihn bereits *haben*. Sie können nichts erlangen, was Sie schon haben. Das ist nicht schwierig, sondern unmöglich. Wahrscheinlich fällt es deshalb vielen von uns so schwer, das reine Bewusstsein zu erkennen. Wir halten es für etwas, das wir ergründen, mit dem Verstand erfassen können. Doch weil das reine Bewusstsein im Grunde *nichts* ist, können wir es weder mit der Hand anfassen noch mit dem Verstand erfassen. Wir können es nicht einmal erfahren. Und auch das ist ein wichtiger Punkt.

> **Sie können nichts erlangen, was Sie schon haben.**
> **Das ist nicht schwierig, sondern unmöglich.**

Reines Bewusstsein kann man nur erkennen, indem man es nicht erfährt; wie bei der Übung auf S. 33, als Sie die Lücke zwischen Ihren Gedanken entdeckten. Das war eine Nicht-Erfahrung, die Sie erst bemerkten, als Sie wieder zu denken begannen. Entschuldigen Sie meine Sprache, aber der Verstand mag kein „Nichts". Er möchte mit Ideen herumspielen oder irgendetwas anderes machen, was seine Aufmerksamkeit erregt. Deshalb ist das reine Bewusstsein so schwer zu finden. Das muss so sein. Der Verstand kann das „Nichts" nicht kennen, deshalb muss er eine Philosophie daraus machen, um es zu definieren, und eine komplizierte Technik, um es zu finden. Dann schwelgt er in situationsabhängigen Gefühlen wie Selbstzufriedenheit und Stolz, in dem Bemühen, sich selbst davon zu überzeugen, dass er erfolgreich war. Das ist alles zum Scheitern verurteilt.

Reines Bewusstsein lässt sich nicht erkennen, indem man daran arbeitet, sondern indem man eben *nicht* daran arbeitet. Der Trick besteht darin, den Verstand mit etwas anderem zu beschäftigen und dann darauf hinzuweisen, dass das Bewusstsein immer schon da ist. Das taten wir, als wir die Lücke zwischen den Gedanken fanden. Und das machen wir noch einmal – doch danach werden Sie das reine Bewusstsein sofort erkennen können, wann immer Sie wollen.

Reines Bewusstsein lässt sich nicht erkennen, indem man daran arbeitet, sondern indem man eben nicht daran arbeitet.

Der Prozess, den wir dazu nutzen, funktioniert sehr gut, doch er dauert etwas länger als die einfache Übung „Die Gedanken anhalten", die Sie in Kapitel fünf kennen gelernt haben. Für diese Übung benötigen Sie einen bequemen Stuhl und Sie dürfen mindestens 20 Minuten lang nicht gestört werden. Machen Sie diese Übung die ersten Male nicht im Liegen. In aufrechter Körperhaltung ist der Geist wacher.

Die Technik *Reines Bewusstsein* lässt sich auf verschiedene Arten durchführen. Am einfachsten ist es sicherlich, wenn Sie sich eine MP3-Version aus dem Internet herunterladen:

Besuchen Sie die Internetadresse:

www.quantenheilung.info

Sie finden die MP3-Datei in der Rubrik „Downloads".

Der Download ist im MP3-Format, sodass Sie ihn bequem über Ihren Computer oder MP3-Player hören oder auf CD brennen können. Eine andere Möglichkeit ist, den nachstehenden Text aufzunehmen und abzuspielen, wann immer Sie die Technik anwenden wollen. Die dritte Möglichkeit besteht darin, sich den Text von jemandem vorlesen zu lassen. Allerdings sollten Sie sich während des Vorlesens nicht mit dem oder der Vorlesenden unterhalten.

Im Anschluss sollten Sie noch zwei oder drei Minuten in der Stille verweilen können, bevor Sie die Augen öffnen. Kommunizieren Sie in dieser Phase erst dann mit dem oder der Vorlesenden, wenn Sie sich des reinen Bewusstseins mit offenen

Augen gewahr sind. Als letzte Möglichkeit können Sie sich die Anweisungen auch mehrmals durchlesen und die Übung dann aus dem Gedächtnis heraus durchführen. Das funktioniert auch, könnte aber mehrere Anläufe erfordern, bis Sie das reine Bewusstsein spontan erkennen. Wenn Sie Fragen oder Bedenken haben, können Sie mich über meine Internetseite *www.quantumentrainment.com* erreichen. Klicken Sie auf den Link „Contact Frank", dort finden Sie auch Informationen und Anmerkungen von anderen, die die QE-Methode praktizieren, und Sie können natürlich Ihre Überlegungen ebenfalls allen anderen mitteilen. (Diese Website ist in englischer Sprache und der Autor spricht ebenfalls nur Englisch; Anm. d. Verlages.) Auf die eine oder andere Art werden Sie das reine Bewusstsein rasch erkennen. Aller Wahrscheinlichkeit nach werden Sie auch nicht mehr Unterstützung brauchen, als Ihnen dieses Buch ohnehin bietet. Doch wenn Sie noch mehr Informationen benötigen, stehe ich gerne zu Ihren Diensten. Nun wollen wir uns daran machen, das reine Bewusstsein zu finden.

Übung Nr. 4:
Die Technik „Reines Bewusstsein"

Setzen Sie sich bequem auf Ihren Stuhl, Ihre Hände sollten sich nicht berühren. Schließen Sie Ihre Augen und werden Sie sich Ihrer rechten Hand bewusst. Bewegen Sie Ihre Hand nicht. Nehmen Sie sie einfach nur wahr. Achten Sie genau darauf, was Sie in Ihrer rechten Hand spüren. Prüfen Sie, ob Sie Ihren Puls oder irgendeine Muskelanspannung fühlen können. Verspüren Sie vielleicht Unbehagen oder Schmerz? Können Sie eine allgemeine Empfindung ausmachen, wie Wärme oder Kälte, Entspannung oder Kribbeln?

- (Nehmen Sie das 30 Sekunden lang wahr.)
- Werden Sie sich nun Ihrer linken Hand auf die gleiche Weise bewusst.
- (15 Sekunden.)
- Werden Sie sich nun beider Hände gleichzeitig bewusst.
- (Zehn Sekunden.)
- Werden Sie sich beider Handgelenke bewusst.
- (Ab jetzt genügen für jeden Körperteil nur zwei bis drei Sekunden Aufmerksamkeit.)
- Konzentrieren Sie sich auf beide Unterarme.
- Auf Ihre Ellenbogen.
- Auf Ihre Oberarme.
- Auf Ihre Schultern.
- Werden Sie sich gleichzeitig Ihrer Arme, von den Fingerspitzen bis zu den Schultern, bewusst.
- Werden Sie sich Ihres oberen Rückens bewusst.
- Jetzt Ihres mittleren und unteren Rückens.
- Ihres ganzen Rückens.
- Ihrer Seiten, von den Achselhöhlen bis zu den Hüften.
- Werden Sie sich Ihres Brustkorbs bewusst.
- Ihres ganzen Bauches.

- Ihres Beckens. Konzentrieren Sie sich auf Ihre ganze Beckenregion.
- Werden Sie sich Ihrer Hüften bewusst.
- Ihrer Oberschenkel.
- Ihrer Knie.
- Ihrer Unterschenkel.
- Ihrer Fußknöchel.
- Werden Sie sich Ihrer Fersen bewusst.
- Ihrer Fußsohlen.
- Ihrer Fußrücken.
- Ihrer Zehen.
- Achten Sie gleichzeitig auf Ihre beiden großen Zehen.
- Ihre zweiten Zehen.
- Ihre dritten Zehen.
- Ihre vierten Zehen.
- Ihre kleinen Zehen.
- Werden Sie sich Ihrer Beine, Arme und Ihres Rumpfes bewusst.
- Werden Sie sich jetzt Ihres Nackens bewusst.
- Ihres Kinns.
- Ihres Kiefers.
- Ihres rechten Ohres.
- Ihres linken Ohres.
- Ihrer Unterlippe.
- Ihrer Oberlippe.
- Werden Sie sich der Öffnung zwischen Ihren Lippen bewusst.
- Achten Sie auf Ihr rechtes Nasenloch.
- Auf Ihr linkes.
- Auf Ihre Nasenspitze.
- Auf Ihre ganze Nase.
- Konzentrieren Sie sich auf Ihr rechtes Augenlid.
- Auf Ihr linkes Augenlid.
- Auf Ihr rechtes Auge.
- Auf Ihr linkes Auge.

- Auf Ihre rechte Augenbraue.
- Auf Ihre linke Augenbraue.
- Auf die Stelle zwischen Ihren Augenbrauen. Werden Sie sich der Stelle zwischen Ihren Augenbrauen bewusst.
- Ihrer Stirn.
- Ihres Hinterkopfes.
- Ihrer Schädeldecke.
- Ihres ganzen Kopfes.
- Werden Sie sich Ihres ganzen Körpers bewusst. Richten Sie Ihr Gewahrsein auf Ihren ganzen Körper.
- (Zehn Sekunden.)
- Werden Sie sich jetzt des Raumes um Ihren Körper herum bewusst, ungefähr 25 Zentimeter, eine Art Oval oder Ei, das Ihren Körper umgibt.
- (Zehn Sekunden.)
- Lassen Sie Ihr Bewusstsein sich nun weiter über Ihren Körper hinaus ausdehnen.
- (Fünf bis sechs Sekunden. Von nun an sollten wir unser Bewusstsein auf jeden Punkt fünf bis sechs Sekunden richten.)
- Werden Sie sich nun auch Ihres Bewusstseins gewahr, das das ganze Zimmer erfüllt.
- Lassen Sie es sich ausdehnen über das Zimmer hinaus, und werden Sie sich Ihres Bewusstseins im ganzen Gebäude bewusst.
- Lassen Sie es sich über das Gebäude hinaus ausdehnen und werden Sie sich des Gebietes um das Haus bewusst.
- Lassen Sie sich Ihr Bewusstsein noch schneller ausdehnen und werden Sie sich der ganzen Stadt bewusst.
- Lassen Sie es sich noch schneller ausdehnen und werden Sie sich des Gebietes um Ihre Stadt, der Landschaft und der Nachbarstädte bewusst.
- Des ganzen Bundeslandes und der Nachbarländer.
- Werden Sie sich des ganzen Kontinents bewusst.

83

- Der ganzen westlichen Welt.
- Der ganzen Erde. Werden Sie sich der ganzen Erde bewusst, die sich ruhig und kraftvoll um ihre eigene Achse dreht.
- Ihr Bewusstsein dehnt sich immer weiter aus, die Erde wird immer kleiner und kleiner, der Mond ist nur noch ein silberner Punkt.
- Die Erde wird noch kleiner, bis sie nur als ein funkelndes Licht von der Größe eines Sterns am Himmel erscheint.
- Ihr Bewusstsein dehnt sich weiter aus und Sie gleiten still an der Sonne vorbei.
- Die Sonne wird auch immer kleiner, bis sie so groß ist wie die anderen Sterne am Himmel.
- Sie werden sich Millionen, Milliarden, Billionen anderer Sterne bewusst, die den Himmel erfüllen. Sie halten alles in Ihrem Bewusstsein.
- Sie dehnen Ihr Bewusstsein noch weiter aus und die Sterne bilden unsere Galaxie, die sich ruhig und kraftvoll um die eigene Achse dreht.
- Und immer noch weiter dehnt sich Ihr Bewusstsein aus, bis auch unsere Galaxie kleiner wird, sodass sie nur noch so groß wie ein Stern am Himmel erscheint.
- Jetzt ist sie eine unter Millionen, Milliarden, Billionen anderer Galaxien am Himmel.
- Während sich Ihr Bewusstsein durch all die Galaxien ausdehnt, nimmt die Schöpfung eine ovale oder Eiform an, die an Ihrem Bewusstsein aufgehängt ist und von ihm gehalten wird.
- Die ganze Schöpfung ist in diesem einzelnen funkelnden kosmischen Ei innerhalb Ihres Bewusstseins enthalten.
- Und während Ihr Bewusstsein sich immer weiter ausdehnt, wird dieses Ei der Schöpfung immer kleiner.
- Jetzt hat es die Größe einer Grapefruit.
- Jetzt ist es so groß wie eine Orange.
- So groß wie eine Zitrone.
- So groß wie eine Erbse.

- So groß wie ein funkelnder Stern am Himmel.
- Ihr Bewusstsein dehnt sich immer weiter aus und die ganze Schöpfung wird so groß wie eine glitzernde Nadelspitze aus Licht, die Sie in Ihrem grenzenlosen Bewusstsein halten.
- Dann kommt die ganze Schöpfung, diese einzelne Nadelspitze aus Licht, zu einem Ende.
- (30 Sekunden.)
- Werden Sie sich jetzt wieder Ihres ganzen Körpers bewusst.
- (15 Sekunden.)
- Werden Sie sich bewusst, dass Sie in diesem Raum sitzen, der ganz mit Ihrem Bewusstsein erfüllt ist. Alles in diesem Raum ist in Ihrem Bewusstsein.
- (15 Sekunden.)
- Werden Sie sich bewusst, dass die ganze Schöpfung in Ihrem Bewusstsein ist.
- (15 Sekunden.)
- Werden Sie sich wieder Ihres ganzen Körpers gewahr, der in Ihrem Bewusstsein dasitzt.
- Sitzen Sie nun noch zwei bis drei Minuten entspannt da, bevor Sie Ihre Augen öffnen. Behalten Sie dabei Ihr weites Bewusstsein bei.
- (Eine Minute.)
- Lassen Sie sich Zeit. Kommen Sie langsam aus dem Zustand heraus und seien Sie sich ganz leicht bewusst, dass Ihr Bewusstsein den ganzen Raum erfüllt.
- (Eine Minute.)
- Bewegen Sie, immer noch mit geschlossenen Augen, Ihre Finger und Zehen oder strecken Sie sich behutsam. Seien Sie sich Ihres Bewusstseins gewahr, das Ihren Körper durchdringt und den Raum erfüllt.
- (30 Sekunden.)
- Öffnen Sie nun langsam die Augen, während Sie sich gewahr sind, dass Ihr Bewusstsein den ganzen Raum erfüllt.
- (10–15 Sekunden.)

- (Mit offenen Augen.) Sind Sie sich immer noch gewahr, dass Ihr Bewusstsein den ganzen Raum erfüllt? Schauen Sie einen beliebigen Gegenstand an. Sind Sie sich Ihres Bewusstseins zwischen sich und dem Gegenstand gewahr? Ihr Bewusstsein war immer dort. Erst jetzt werden Sie sich bewusst, dass es sich auch außerhalb von Ihnen befindet.
- Wie fühlen Sie sich?
- (Fünf – sieben Sekunden.)
- Empfinden Sie etwas Frieden oder Gelassenheit? Eine gewisse Leichtigkeit oder Seligkeit?
- (Fünf – sieben Sekunden.)
- Diese ruhige Leichtigkeit, die Sie verspüren, ist ein Eu-Gefühl. So spiegelt sich das reine Bewusstsein in Ihrem Geist wider. Es spielt keine Rolle, ob Sie es als Freude, Frieden oder Stille empfinden, es resultiert daher, dass Sie sich des reinen Bewusstseins gewahr sind.
- Sind Sie sich gewahr, dass Ihr Bewusstsein jetzt in diesem Moment den Raum erfüllt?
- (Drei – fünf Sekunden.)
- Sehen Sie, es ist immer noch da. Es ist immer da und jetzt werden Sie sich seiner immer gewahr sein, wann immer Sie das wollen. Noch einmal: Werden Sie sich Ihres Bewusstseins im ganzen Raum gewahr.
- (Drei – fünf Sekunden.)
- Werden Sie sich jetzt Ihres Bewusstseins in Ihrem ganzen Körper gewahr.
- (Drei – fünf Sekunden.)
- Da ist es auch! Reines Bewusstsein ist überall. Es ist wie der Mantel, von dem Sie vergessen haben, dass Sie ihn tragen. Sie brauchen nur an ihn zu denken, dann wissen Sie, dass er da ist und Sie wärmt. Wann immer Sie an das reine Bewusstsein denken, das heißt, sich seiner bewusst werden, werden Sie feststellen, dass es auf Sie wartet. Wo immer Sie sind, ist es auch. Es ist wie eine liebende Mutter mit ihrem Kleinkind.

Wenn das Kind die Mutter vermisst, muss es sich nur umschauen und sieht, dass die Mutter da ist und aufpasst.

– Machen Sie weiter, passt die Mutter auf? Werden Sie sich gewahr, wie Ihr Bewusstsein den ganzen Raum, Ihren Körper, die ganze Schöpfung ausfüllt.

– (Fünf – sieben Sekunden.)

– Das war überhaupt nicht anstrengend, oder? Sie brauchten nichts zu tun, um das Bewusstsein zu finden. Sie wurden sich einfach bewusst, dass es da ist. Jetzt benötigen Sie keine Technik mehr, um das reine Bewusstsein zu finden, nur um es bloß wieder zu verlieren, wenn Sie die Technik beenden. Sie werden sich des reinen Bewusstseins immer und mühelos gewahr sein. Das ist fantastisch!

– Gut, noch etwas: Schließen Sie noch einmal Ihre Augen und werden Sie sich bewusst, wie Ihr Bewusstsein den Raum erfüllt.

– (15 Sekunden.)

– Achten Sie jetzt darauf, was Sie fühlen, auf Ihr Eu-Gefühl. Stellen Sie einfach fest, ob Sie Frieden oder Stille oder Ruhe oder Glückseligkeit usw. empfinden; entdecken Sie Ihr Eu-Gefühl und beobachten Sie es eine Weile.

– (Acht – zehn Sekunden.)

– Nett, nicht wahr? Öffnen Sie nun Ihre Augen. Werden Sie sich Ihres Bewusstseins um Sie herum gewahr und stellen Sie mit offenen Augen wieder das Eu-Gefühl fest. Es könnte dasselbe sein oder ein anderes, das spielt keine Rolle. Achten Sie einfach auf das Eu-Gefühl, das Sie gerade empfinden.

– (Acht – zehn Sekunden.)

Um sich auf eine QE-Sitzung vorzubereiten, sollten Sie im Laufe des Tages sich immer wieder des reinen Bewusstseins und des Eu-Gefühls gewahr werden, die damit in diesem Moment einhergehen. Die ersten paar Male sollten Sie vielleicht noch in einer ruhigen Umgebung mit geschlossenen Augen beginnen.

Doch nach einigen Malen werden Sie sich selbst im Berufsverkehr Ihres Eu-Gefühls bewusst sein. Denken Sie daran, sich zuerst des reinen Bewusstseins gewahr zu werden. Und während Sie auf das reine Bewusstsein achten oder es empfinden, wird das Eu-Gefühl ganz von selbst hindurchscheinen. Zwar kostet es keine Mühe, sich des Bewusstseins gewahr zu werden, doch der Verstand braucht etwas Zeit, um sich an ein gutes Gefühl zu gewöhnen, das nicht mit einer Aktivität einhergeht. Das Eu-Gefühl ist die subtilste Verstandesaktivität und es dauert einfach ein oder zwei Mal, um Ihren ansonsten beschäftigten Verstand daran zu gewöhnen, sich auf dieser ruhigen Ebene zu entspannen.

Damit soll es nun genug sein. Ich bin froh, dass Sie auf dieser Reise dabei waren. Nun, da Sie zu den neu Erwachten gehören, genießen Sie Ihr neues Bewusstsein und die Freude, die es Ihnen beschert.

13. Heilen in drei Schritten

„Wunder geschehen nicht im Widerspruch zur Natur,
sondern nur im Widerspruch zu dem,
was wir über die Natur wissen."

Augustinus

„Es gibt nur zwei Arten zu leben; indem wir entweder
nichts oder alles als Wunder betrachten."

Albert Einstein

Das Heilen mit der QE-Methode ist in Wirklichkeit die Erkenntnis, dass Sie *nicht* heilen. Sie erzeugen keine positive Energie, die negative Energie überwindet. Sie wenden sich nicht an andere Kräfte oder Rezepturen, die nach Ihrer Pfeife tanzen sollen. Sie stellen eine Atmosphäre her, in der Heilung stattfinden kann. Bei der QE-Methode zapfen Sie das Feld an, ein besseres Wort fällt mir nicht ein, das Feld vollkommener Ordnung. Von dort aus tun Sie nichts und alles wird für Sie getan. Aus reiner Gewohnheit sage ich „Sie heilen" oder „Ich heilte", doch streng genommen stimmt das nicht. Wenn wir uns auf eine Sitzung vorbereiten, benötigen wir, um erfolgreich zu sein, den richtigen „Einfallswinkel". Die Aussage, dass *wir* die Heilung nicht bewerkstelligen, ist für mich weder ein Standpunkt noch eine Philosophie. Es ist eine einfache Tatsache, die sich aus der Beobachtung ergibt. Diese heilende Präsenz ist keine fremde Kraft, die sich außerhalb von Ihnen befindet, sondern Ihre ureigene Essenz, das reine Bewusstsein; nicht mehr und nicht weniger.

> Wenn wir die QE-Methode durchführen, zapfen wir das Feld vollkommener Ordnung an.

Sie werden erstaunt sein über die Kraft und Wirkung, die Ihrem Bewusstsein innewohnen. Doch Sie sollten wissen, dass Sie diese Kraft nicht *besitzen*. Sie *sind* diese Kraft. Bald werden Sie das selbst erleben. Sie werden über die Grenzen hinweggleiten, die Sie in den vergangenen Jahrzehnten minutiös aufgebaut haben, um Ihr kleines Ich zu definieren. Diese Grenzen haben Ihr Bewusstsein auf Gedanken und Dinge begrenzt, die alle dazu dienten, Ihre Vorstellung vom „Ich" zu stärken. All das werden Sie beiseite legen, wenn Sie die *Quantum-Entrainment*-Methode das erste Mal erleben.

> Sie werden erstaunt sein über die Kraft und Wirkung, die Ihrem Bewusstsein innewohnen. Doch Sie sollten wissen, dass Sie diese Kraft nicht *besitzen*. Sie *sind* diese Kraft.

Lassen Sie uns nun die Ärmel hochkrempeln und uns auf eine QE-Sitzung vorbereiten. Fangen wir mit etwas Leichtem an. Angenommen ein Freund bat Sie, ihm bei Schmerzen in seiner linken Schulter sowie Muskelverspannungen im oberen Rücken und Nacken zu helfen. Bei der QE-Methode ist es nicht wichtig, die Ursache der Beschwerden zu kennen. Die Heilung findet automatisch auf der kausalen Ebene statt. Als Impulsgeber müssen Sie nur wissen, was sich Ihr Freund wünscht. Ganz offensichtlich sucht er eine Linderung seiner Schulterschmerzen und Muskelverspannungen. Das lässt sich schlussfolgern. Und das ist auch Ihre Absicht. Die formulierte Absicht könnte in diesem Fall lauten: *Frei von Schmerzen in der linken Schulter und Verspannungen im oberen Rücken und Nacken.* Erkennen Sie hierbei die drei Ps der Intention, präsent, präzise und positiv? Sehen Sie, wie einfach die Absicht ist? Mehr brauchen Sie nicht.

Sich auf das Heilen vorbereiten

Lassen Sie, bevor Sie beginnen, Ihren Partner seine Schulter so bewegen, dass er den Schmerz, den er loswerden will, auslöst. Lassen Sie sich zeigen, wie eingeschränkt sein Bewegungsradius ist und wie diese Beschwerde sich auf seinen Körper auswirkt. Dann soll er die Intensität seines Problems auf einer Skala zwischen 1 und 10 einstufen, wobei 10 „unerträglich" bedeutet. Notieren Sie sich diese Zahl. Gewöhnen Sie sich an, sie vor und nach der Sitzung abzufragen. So erhalten Sie wertvolles Feedback, besonders anfangs, wenn Sie mit der QE-Methode noch nicht ganz vertraut sind. Wenn Sie Arzt sind, können Sie die gleichen Tests wie gehabt einsetzen: Ein Chiropraktiker etwa könnte orthopädische und neurologische Tests durchführen, Tasten oder sogar Röntgen, um das Problem objektiv zu ermitteln und um eine Besserung festzustellen.

> Gewöhnen Sie sich an, vor und nach der QE-Sitzung die Intensität des Problems abzufragen.

Nehmen Sie sich einige Sekunden Zeit, um die Absicht in Ihrem Kopf klar zu formulieren. In unserem Fall arbeiten wir mit der Absicht: „Frei von Schmerzen in der linken Schulter und Verspannungen im oberen Rücken und Nacken". Sie brauchen die Intention nur einmal klar zu denken. Das reine Bewusstsein ist nicht taub. Es weiß, was Sie wollen. Jetzt können Sie anfangen.

Dreiecksverbindung:
Die drei Schritte der QE-Methode

Es dürfte Ihnen leicht fallen, an Schulter, oberem Rücken oder Nacken Ihres Empfängers einen Muskel zu finden, der verspannt ist oder bei Berührung schmerzt. Legen Sie die Fingerspitze Ihres Zeigefingers (Kontakt A) auf einen verspannten Muskel. Drücken Sie fest (aber vorsichtig), damit Sie spüren, wie hart oder fest der Muskel ist. Dann sollte der Druck nachlassen und Ihr Finger ruht leicht auf dem verspannten Muskel. Platzieren Sie nun Ihren anderen Zeigefinger (Kontakt B) auf irgendeinen anderen Muskel. Dieser muss nicht so angespannt oder berührungsempfindlich sein. Legen Sie Ihren Finger einfach auf einen beliebigen Muskel.

Richten Sie nun Ihre ganze Aufmerksamkeit auf Ihren ersten Finger (Kontakt A) und nehmen Sie sehr genau wahr, was Sie fühlen. Nehmen Sie sich Zeit, um auf die Wärme zu achten,

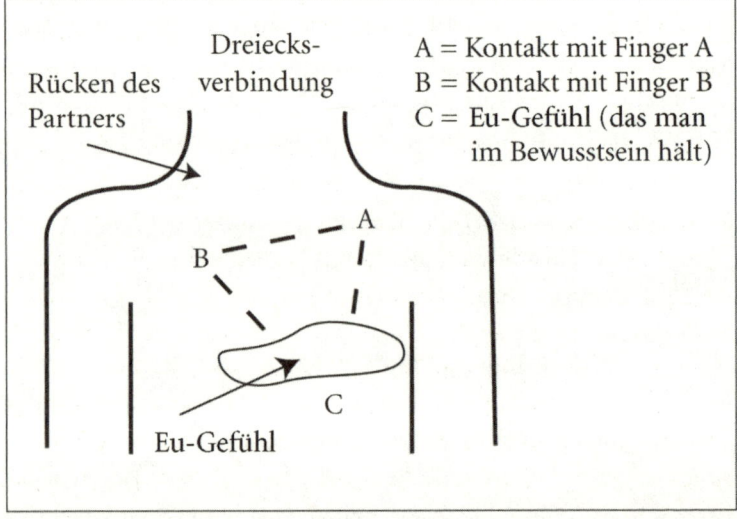

Abbildung 5: Dreiecksverbindung

die vom Muskel ausgeht und die Sie mit Ihrem Finger wahrnehmen, und achten Sie gleichzeitig auf die Beschaffenheit der Haut oder Kleidung, die Festigkeit des Muskels, die sie unter Ihrem Finger spüren usw. Nehmen Sie alles an der Kontaktstelle zwischen Finger und Muskel sehr bewusst wahr.

Konzentrieren Sie sich als Nächstes auf die Fingerspitze des anderen Zeigefingers (Kontakt B), genau so wie bei Kontakt A. Und werden Sie sich nun bewusst, wie beide Finger sich *gleichzeitig* anfühlen. Bleiben Sie mit Ihrem Bewusstsein einige Sekunden dabei. Während Sie Ihre Aufmerksamkeit immer noch gleichzeitig auf beide Finger richten, werden Sie noch einen anderen Teil Ihrer selbst bemerken, der den ganzen stattfindenden Prozess nur beobachtet. Sie sind sich, Ihr Bewusstsein ist sich beider Finger bewusst. Bislang sind Sie sich der beiden Kontakte gewahr, *und* Sie sind sich bewusst, dass Sie sich ihrer *gleichzeitig* gewahr sind. Es spielt keine Rolle, ob Sie sich dieses Phänomens bewusst sind oder nicht, es geschieht von selbst, mühelos.

Tun Sie nichts, während Sie die beiden Punkte in Ihrem erweiterten Bewusstsein halten. So ist es richtig, achten Sie einfach darauf, was Sie in Ihren beiden Fingerspitzen wahrnehmen, das ist alles. Wenn Sie Ihre Aufmerksamkeit gleichzeitig auf Ihre beiden Fingerspitzen und auf nichts anderes richten, werden Sie bald ein Gefühl von Ruhe oder Stille oder sogar Frieden empfinden. Das ist ein Eu-Gefühl, das Ihr erweitertes Bewusstsein ausgelöst hat. Werden Sie sich an diesem Punkt Ihres Eu-Gefühls bewusst, während Sie weiterhin Ihr Gewahrsein auf Kontakt A und B richten.

Sie haben nun drei Punkte in Ihrem Bewusstsein: Kontakt A, Kontakt B und Ihr Eu-Gefühl. Diese drei Punkte im Bewusstsein zu halten, bezeichnet man als „Dreiecksverbindung" (Triangulation). Bleiben Sie sich weiterhin der drei Punkte bewusst, bis Sie eine Veränderung im Körper Ihres Partners spüren, besonders in seinen Muskeln. (Wenn Sie die QE-Methode erst zu lernen beginnen, kann das einige Minuten dauern.) Beispielsweise können die Muskeln unter Ihren Fingern weicher werden oder die Anspannung kann sich lösen. Es könnte sich so anfühlen, als würden sich Ihre Finger in die Muskeln hinein entspannen oder auflösen. Vielleicht entspannt sich Ihr Partner auch insgesamt. Seine Schultern könnten lockerer werden oder er könnte seufzen oder tiefer atmen. Wenn Sie stehen, fällt Ihnen vielleicht auf, dass Ihr Partner leicht schwankt oder leicht in die Knie gegangen ist. All diese Veränderungen zeigen an, dass der Körper Ihres Partners sich heilt. Er organisiert sich neu, um den „regelwidrigen" Schmerz oder die unphysiologische Spannung aufzulösen. Sobald Sie diese Anzeichen wahrnehmen, richten Sie Ihre Aufmerksamkeit noch etwas länger auf die zwei Kontaktpunkte und das Eu-Gefühl. Nehmen Sie dann Ihre Finger weg. Glückwunsch, Sie haben soeben Ihre erste QE-Sitzung abgeschlossen. Mit nur zwei Fingern und Ihrem Eu-Gefühl haben Sie das Leiden Ihres Partners aufgelöst!

Und was macht Ihr Gegenüber während der Heilsitzung? Absolut nichts. Oft fragen mich die Empfänger, ob sie sich entspannen, meditieren oder ihre eigene Absicht wiederholen sollen. Sie sollten jedoch einfach nichts tun und vor allem auf keinerlei Art versuchen, Ihnen zu helfen. Denn damit können sie nur Ihr Tun beeinträchtigen oder ihm entgegenwirken. Und zwar aus folgendem Grund: Der Verstand Ihrer Empfänger ist mit anderen Aufgaben beschäftigt und weniger offen für den heilenden Einfluss, den die QE-Methode hervorruft. Ein Verstand im Zustand der Neutralität wird ganz von selbst und mühelos in die Heilwasser des reinen Bewusstseins eintauchen.

Machen Sie es Ihren Empfängern bequem. Wenn sie mögen, können sie ihre Augen schließen, doch mehr Vorbereitung braucht es nicht. Wollen sie Sie irgendwie unterstützen, dann teilen Sie ihnen einfach mit, dass sie am besten ihren Verstand schweifen lassen sollen, wohin er will. Die QE-Methode funktioniert unter den schwierigsten Bedingungen gut. Eventuell empfindet Ihr Gegenüber starke körperliche oder emotionale Schmerzen. Vielleicht praktizieren Sie die Methode auch einmal in einer Notaufnahme, einem überfüllten Einkaufszentrum oder einer anderen chaotischen Umgebung, und Heilung findet auch dort statt. Glauben Sie nicht, diese Umstände würden Sie einschränken. Doch wenn man die Wahl hat, ist eine ruhige Umgebung mit einem Partner, der dazu bereit ist, immer vorzuziehen.

Eine QE-Sitzung im Schnelldurchlauf

– Ihr Gegenüber beschreibt seinen Schmerz.
– Machen Sie den Vortest.
– Denken Sie an Ihre Absicht.
– Werden Sie sich des Kontaktes A bewusst (harter oder schmerzender Muskel).
– Werden Sie sich des Kontaktes B gewahr (beliebiger Muskel).
– Werden Sie sich A und B gleichzeitig bewusst.
– Warten Sie auf das Eu-Gefühl.
– Halten Sie A, B und das Eu-Gefühl gleichzeitig in Ihrem Bewusstsein.
– Der Muskel unter Kontakt A entspannt sich (oder andere Entspannungszeichen).
– Machen Sie den Nachtest.

14. Nach einer Quantum-Entrainment-Sitzung

„Es war Liebe auf den ersten Blick und für immer, ein Gefühl, das ungekannt, unerwartet und unerhofft – soweit das Bewusstsein in Frage kam – von ihm Besitz ergriff und das er sofort mit Erstaunen und Freude als lebensendgültig verstand.

Thomas Mann

Jetzt frage ich Sie: Fühlten Sie sich nach Ihrer QE-Sitzung entspannt und friedvoll? Die QE-Methode heilt den Heiler ebenso wie den zu Heilenden. Sowohl Sie als auch Ihr Partner sollten sich ruhiger fühlen, etwas friedvoller, was über jede mögliche Aufregung, die Sie oder Ihr Partner verspüren, hinausgehen kann. Der physische Körper reagiert auf die heilende Präsenz des reinen Bewusstseins mit Entspannung, im Geist spiegelt sie sich als Frieden wider.

Stellen Sie sicher, dass Ihr Empfänger sich wohlfühlt. Manche Menschen empfinden diese Quantenheilung als etwas verwirrend. Der plötzliche Schwall reinen Bewusstseins könnte sie ein wenig aus dieser Welt „entführen". Anschließend brauchen sie dann vielleicht etwas Zeit, sich geistig und körperlich wieder ganz im Hier und Jetzt zu orientieren. Falls so etwas auftritt, ist es im Allgemeinen nach wenigen Minuten wieder vorüber. Geben Sie den Menschen etwas Raum und Zeit, bis sie bereit sind, weiterzumachen.

> **Die QE-Methode heilt den Heiler ebenso wie den zu Heilenden.**

Besonders nach einer ausgedehnten QE-Sitzung kann Ihr Partner gelegentlich etwas mehr Zeit benötigen, um sich an das neue Körpergefühl zu gewöhnen, und wird deshalb müde oder so entspannt sein, dass er sich nicht bewegen will. Wenn möglich, sorgen Sie in solchen Fällen dafür, dass er die gewünschte Ruhe bekommt. Das bedeutet einfach, dass er viel körperlichen und emotionalen Stress losgelassen hat und dass die Ruhe diese Neuausrichtung am besten unterstützt. Schließlich ist Ruhe der letztendliche Heiler und das reine Bewusstsein ist die größtmögliche Ruhe. Wenn Ihr Empfänger sich an Ort und Stelle nicht ausruhen kann, empfehlen Sie ihm, abends früh schlafen zu gehen. Am nächsten Morgen wird er die neue Welt mit besonderem Schwung betreten.

> **Ruhe ist der letztendliche Heiler und das reine Bewusstsein ist die größtmögliche Ruhe.**

Die optimale Zeit für den Nachtest ist nach Abschluss der Sitzung, sobald Ihr Partner wieder stabil ist. Lassen Sie ihn nun genauso vorgehen wie vor der Sitzung und die Beschwerde auf einer Skala zwischen 1 und 10 einstufen. Im beschriebenen Fall soll er seine Schulter wieder genauso bewegen und dabei wie zuvor Schmerz und Muskelverspannung bewerten. Das ist notwendig für Sie, wenn Sie gerade erst dabei sind, die Methode zu lernen. Ihr Partner kann damit die Heilung, die in seinem Körper stattgefunden hat, objektiver betrachten.

Die QE-Methode heilt so rasch und leicht, dass es scheint, als sei nichts geschehen. Vielen Klienten öffnet erst der Nachtest so richtig die Augen. Ich werde nie müde, die Gesichter beim Nachtest zu beobachten, und ein Schmerz oder eine Einschränkung, die vielleicht schon 30 Jahre lang bestanden, lösten sich in 30 Sekunden auf.

> Die QE-Methode heilt so rasch und leicht, dass es scheint, als sei nichts geschehen.

Diese Quantenheilung wirkt immer, aber nicht immer so, wie Sie es gern hätten. Das liegt daran, dass das reine Bewusstsein ein umfassendes Bild hat und genau weiß, wie die Heilung vonstattengehen soll. Unmittelbar nach einer Sitzung lassen die Symptome fast immer merklich nach. Falls das Problem sich noch nicht sofort vollständig aufgelöst hat, braucht der Körper noch etwas Zeit, um sich an den neuen Zustand anzupassen. Die Heilung geht dann weiter oder dauert etwa einen Tag länger und ist möglicherweise erst Wochen später festzustellen. Es passiert mir nicht selten, dass ich bei einem Workshop morgens eine Sitzung mit einem Teilnehmer mache und beim Nachtest sich die Skalabewertung nur um einige Punkte reduziert hat. Zur Pause ist der Schmerz dann aber vollständig verschwunden. Obgleich die tatsächliche Korrektur durch das reine Bewusstsein sofort während der Dreiecksverbindung stattfindet, kann der Körper weitere Zeit benötigen, um diese Regulierung physiologisch zu integrieren. Dazu später noch mehr.

Keine Regel besagt, dass Sie sich nicht auf der Stelle umdrehen und eine weitere QE-Sitzung für dieselbe Beschwerde durchführen können. Wenn Sie es für hilfreich erachten, wiederholen Sie die Sitzung. Oder, noch besser, machen Sie während einer einzigen Sitzung mehrere Anwendungen, das heißt, halten Sie einfach Kontakt A und berühren Sie mit Ihrem anderen Finger (Kontakt B) verschiedene Körperstellen. Sie können auch beide Finger an verschiedene Stellen legen, wenn Sie wollen. Das hängt ausschließlich davon ab, was sich für Sie am besten anfühlt.

Führen Sie eine QE-Sitzung so oft durch, wie Sie wollen. Sie können keinen Schaden anrichten. Doch möchte ich Sie auch vor dem Glauben warnen, mehr sei besser. Dem ist nicht so. Sie sollten sich daran erinnern, dass eine kurze Sitzung auf das Problem eingeht und von dort aus weitermachen. Etwas weiter hinten im Buch werde ich Ihnen zeigen, wie eine erweiterte QE-Sitzung abläuft. Doch für den Moment wollen wir es ganz, ganz einfach halten. Einverstanden? Gut!

Eigentlich sind Sie jetzt fertig. Doch in der Anfangsphase, in der Sie Ihre Fertigkeiten ausbilden, schadet es nicht, Ihrem Gegenüber einige Fragen zu stellen. Fragen Sie ihn, wie er sich während der Sitzung fühlte, oder ob neben den ursprünglichen Beschwerden weitere Schmerzen auftraten. Erkundigen Sie sich nach seinem emotionalen Wohlbefinden. Ja, fragen Sie alles, was Sie wissen wollen, um Potenzial und Wirkung der Methode umfassender zu verstehen.

> Führen Sie eine QE-Sitzung so oft durch, wie Sie wollen. Sie können keinen Schaden anrichten.

Der ganze Prozess sollte höchst angenehm sein. Wenn Sie feststellen, dass Sie sich in der Anweisung verheddern, machen Sie sich keine Sorgen, das ist anfangs ganz normal. Der Prozess ist problemlos, darüber zu lesen ist erheblich mühsamer als ihn durchzuführen. Entspannen Sie sich einfach dabei und befolgen Sie die Anweisungen abenteuerlustig und spielerisch. Jede und jeder kann die Methode anwenden. Sie bilden da keine Ausnahme.

Diese Quantenheilung ist zwar einfach und sofort wirksam, doch sie ist eine neue Fertigkeit und anfangs sollten Sie sie häufig üben. Denken Sie daran, gut begonnen, ist halb gewonnen. Je mehr Feedback Sie in diesem Stadium sammeln, desto schneller werden Sie sie kompetent durchführen können. Praktizieren Sie sie an allen, Ihren Freunden und Freundinnen, Familienmitgliedern, Nachbarn und sogar Ihren Haustieren. Bald werden Sie dann die QE-Methode auf die Ferne lernen. Das heißt, dass der Empfänger dann nicht einmal anwesend sein muss. Sie können bequem zu Hause sitzen und eine Heilsitzung durchführen mit Ihren Freunden und Familienmitgliedern, die überall auf der Welt verstreut sind.

Ich empfehle Ihnen und Ihrem Gegenüber bei Ihren ersten Versuchen zu stehen. Hauptgrund dafür ist, dass Ihr Partner Ihnen so genaueres Feedback geben kann. Vor allem werden Sie bemerken, wenn er hin- und herschwankt, ein Zeichen, dass das reine Bewusstsein wirkt. Auch stellen Sie leichter einen spontanen vertieften Atemzug fest, ein weiteres Anzeichen, dass die Methode Wunder wirkt. Wenn Ihr Partner sitzt oder liegt, sind diese Anzeichen nicht ganz so leicht zu wahrzunehmen.

Auch empfehle ich, anfangs am Rücken Ihres Gegenübers zu arbeiten oder zumindest so, dass er Sie nicht sehen kann. Sind Sie außerhalb seines Gesichtsfeldes, kann er sich leichter entspannen, statt Sie zu beobachten. Für seinen Heilprozess spielt das keine Rolle. Die Quantenheilung funktioniert, egal, in welcher inneren Verfassung sich Ihr Partner befindet. Es dient eher Ihrer Annehmlichkeit und Konzentration. Einige Impulsgeber sind bei den ersten Sitzungen etwas befangen und lassen sich verständlicherweise leicht ablenken, wenn ihr Partner jede ihrer Bewegungen beobachtet.

> Die QE-Methode funktioniert immer, egal, in welcher inneren Verfassung sich Ihr Partner befindet.

Ein weiterer praktischer Punkt: Sie müssen Ihre Finger nicht auf eine Ihrem Empfänger unangenehme Körperstelle legen. Sie können jede beliebige Stelle berühren und damit jeden anderen Körperbereich heilen, auch innere Organe. Als ich auf einer Buchmesse mein anderes Buch vorstellte (*Beyond Happiness: How You Can Fulfill Your Deepest Desire*, nicht auf Deutsch erhältlich, Anm. d. Verlages) vorstellte, kam ein anderer Autor auf mich zu. Er habe gehört, so sprach er mich an, ich „würde da so etwas Komisches machen, wodurch Schmerzen vergehen". Ich erkundigte mich, wo es ihn denn drückte. Wir waren schon einige Zeit gestanden und sein arthritisches Knie hatte sich entzündet und war angeschwollen. Ich führte den Vortest durch, indem ich ihn einfach bat, so zu stehen, dass der Knieschmerz stärker wurde. Dann ließ ich ihn sich auf eine Bücherkiste setzen. Ich wollte mich nicht hinunterbeugen und meine Hände auf sein Knie legen, deshalb platzierte ich meine Finger auf seinen Schultern. Sofort drehte er sich um und erinnerte mich, dass sein Knie schmerzte. Ich versicherte ihm, dass ich an seinem Knie arbeitete. Ich formulierte die Absicht und begann mit der Dreiecksverbindung auf seinen oberen Schultermuskeln. Nicht einmal eine Minute später bat ich ihn, sich wieder wie vorhin hinzustellen und das Knie zu testen. Das tat er – und diesen Teil kann ich gar nicht oft genug erzählen –, und seine Augen wurden immer größer und sein Gesicht strahlte verwundert. Schmerzfrei kehrte er zu seinem Stand zurück und verkaufte mehr Bücher als ich. Meine Finger berührten seine Schultern, doch die Absicht stellte sicher, dass die Heilung sein Knie erreichte.

Manchmal verschlimmern sich ein Schmerz oder andere Symptome, bevor sie sich bessern. Versichern Sie Ihrem Partner, dass das normal ist. Dann muss der Körper die Beschwerde erst kurzzeitig verschlimmern, damit sie heilen kann. Halten Sie die Dreiecksverbindung weiter aufrecht und der Schmerz wird rasch verschwinden. Bei seltenen Gelegenheiten wird dem

Klienten zu unwohl, sodass er nicht weitermachen will. Brechen Sie an diesem Punkt die Sitzung ab. Vielleicht möchten Sie eine Sitzung zu einem anderen Thema durchführen oder einfach nur ruhig dasitzen. Machen Sie nach einigen Minuten den Nachtest und schauen Sie, ob die Beschwerden noch vorhanden sind. Falls ja, dann führen Sie noch eine QE-Sitzung durch. Aller Wahrscheinlichkeit nach löst sich der Schmerz ohne weitere Probleme auf.

Ein letzter Punkt: Da Sie nicht heilen, können Sie sich auch die Ergebnisse nicht zugutehalten. Das ist sehr wichtig. Wenn Sie sich die Ergebnisse nicht als Ihren Verdienst anrechnen, dann kleben Sie auch nicht an Ergebnissen. Verstehen Sie, worauf ich hinauswill? Wenn Sie nicht auf die Ergebnisse Ihrer QE-Sitzung fixiert sind, können Sie akzeptieren, was auch immer sich als Ergebnis zeigt. Vollständige Akzeptanz der Früchte Ihrer Quantenarbeit, seien sie nun größer oder kleiner als erwartet, lindert geistigen Unfrieden. Ein Geist, der frei von Unfrieden ist, kann Eu-Gefühle reflektieren. Und Eu-Gefühle sind notwendig, wie wir alle wissen, damit Heilung stattfindet.

> Wenn Sie nicht auf die Ergebnisse Ihrer QE-Sitzung fixiert sind, können Sie akzeptieren, was auch immer sich als Ergebnis zeigt.

Wenn Sie eine feste Vorstellung davon haben, wie die Heilung aussehen soll, schmälern Sie Ihre Fähigkeit, eine Sitzung abzuhalten, in der Heilung stattfinden kann. Angenommen ein örtlicher Nachrichtensender will einen Beitrag senden über Ihre heilerischen Fähigkeiten aufgrund mehrerer bemerkenswerter Erfolge. Als die Reporter zu Ihnen kommen, bittet eine Reporterin Sie, eine QE-Sitzung zu ihren Verdauungsproblemen durchzuführen. Weil Sie das Gefühl haben, Sie müssten eine besonders bewundernswerte Leistung erbringen, andernfalls werde das Interview sehr kurz, entwickeln Sie das weit verbreitete Lampenfieber. Weil Sie nicht verlegen wirken wollen, berühren Sie Ihre Kontaktpunkte A und B und warten auf das Eu-Gefühl. Sie versuchen vor allem Ihr Unbehagen zu lindern und denken schon darüber nach, wie Sie in den Abendnachrichten aussehen werden. Ihr Eu-Gefühl kann erst gar nicht in Ihr Bewusstsein vordringen, weil Sie versuchen, mit Ihren Gedanken zu heilen. Tritt aber kein Eu-Gefühl auf, dann beginnen Sie Energie zu „schieben" oder manipulieren und Ihre Absicht zu wiederholen, als würden Sie eine Trommel schlagen. An diesem Punkt könnten Sie ihr auch ein Medikament gegen Durchfall geben, weil Ihr verstimmter Verstand der Reporterin keine Linderung verschaffen kann.

> Die QE-Methode ist eine machtvolle Ergänzung zu traditionellen Praktiken der Gesundheitspflege.

Weit einfacher ist es, Ihrem Empfänger gleich zu Beginn einer QE-Sitzung mitzuteilen, dass Sie nicht wissen, wie viel Heilung stattfinden wird. Sie könnten sagen: „Wir akzeptieren, was immer wir bekommen." Erwähnen sollten Sie auch, dass sich nicht immer alles sofort zeigt und die Heilung bis einige Tage nach der Sitzung andauern kann. Schließlich können Sie noch anmerken, dass bessere Ergebnisse mitunter weitere Sitzungen erfordern.

Da Sie nun wissen, wie Sie eine Sitzung abhalten können, erscheint es mir klug, Ihnen einige zusätzliche Konzepte mitzuteilen, die Ihre Heilungen erweitern und vertiefen. Beispielsweise haben wir die psychische Heilung kaum angesprochen, obgleich unsere Methode auf diesem Feld wirklich brilliert.

Bevor wir aber dazu kommen, möchte ich noch die Gelegenheit nutzen, auf etwas ganz Offenkundiges einzugehen.

Die *Quantum-Entrainment*-Methode lässt sich für jede Art von Heilung einsetzen und sollte immer angewandt werden, nicht statt, sondern zusammen mit traditionellen Praktiken der Gesundheitspflege. Sie kann die Bemühungen anderer Heilsysteme nur unterstützen und so die Heilung vertiefen und die Regenerationszeit erheblich verkürzen. Wird sie vor dem Besuch bei einem geeigneten Behandler durchgeführt, so verschwinden die Symptome häufig schon. Doch selbst dann sollte man immer professionelle Hilfe zurate ziehen, um sicher zu gehen, dass keine anderen Ursachen oder weitere unbemerkte Probleme vorliegen.

Je häufiger Sie die QE-Methode praktizieren, desto mehr Heilung wird in Ihrem Leben stattfinden. Indem Sie mit dem reinen Bewusstsein immer vertrauter werden, „schwappt" es in Ihren Alltag und beschert Ihnen ein Maß an Erfüllung, das Sie sich selbst in Ihren Träumen nicht hätten vorstellen können. Mit nichts anderem als Ihrem Bewusstsein ausgestattet, können Sie, egal wohin Sie gehen, Heilungsimpulse geben. Im Grunde genommen lernen Sie zu lieben. Und ganz genau genommen können Sie zu lieben nicht lernen, Sie *sind* Liebe. Ewig währende Freude und grenzenlose Liebe lassen sich nicht erzeugen. Sie sind immer da; andernfalls wären sie nicht ewig und grenzenlos. Sie warten darauf, von uns entdeckt zu werden. Reines Bewusstsein ist reine Liebe. Bewusst zu sein ist bedingungslose Liebe in Bewegung. Wir haben gehört, dass die Liebe alles besiegt. Jetzt haben wir die Gelegenheit, das zu beweisen. Dadurch dass Sie weiterhin mit der Quantenheilung Impulse geben, werden Sie in der Freude schwelgen, anderen zu helfen. Sie werden ihre Dankbarkeit bekommen, dass Sie ihnen diesen einfachen Prozess mitgeteilt haben, der das Leben verändert.

Und Sie kratzen gerade mal an der Oberfläche. Warten Sie ab, was da noch alles kommt.

15. Psychische Heilung

„Du musst auf einer Ebene zutiefst versagt oder einen tiefen Verlust oder Schmerz erlitten haben, um dich von der spirituellen Dimension angezogen zu fühlen. Oder vielleicht ist gerade dein Erfolg schal und bedeutungslos geworden und stellte sich so als Versagen heraus."

Eckhart Tolle

„Werden Sie sich der Enttäuschung bewusst, die Sie erleben, wenn die Dinge sich nicht so entwickeln, wie Sie wollten! Das ist Freiheit."

Anthony de Mello

Bislang haben wir uns beim Praktizieren der *Quantum-Entrainment*-Methode auf körperliche Beschwerden konzentriert. So beachtlich das auch ist, es gibt noch mehr. Die emotionale QE ist eine wirksame Methode, um psychischen Schmerz zu lindern. Wie eine körperliche Disharmonie, so lässt sich auch eine psychische sofort beseitigen. Psychischer Schmerz kann tief in unserer – von unserem Verstand so wahrgenommenen – Vergangenheit seine Wurzeln haben. Die QE-Methode kennt weder Vergangenheit noch Zukunft.

Beide Konzepte sind Illusionen und fesseln den Verstand an die sich immer weiter abwärts drehende Spirale der Entropie. Das heißt, der Fluss der Zeit entsteht im Verstand. Die Fixierung auf das, was war und was sein wird, bildet die Saat für psychische Erkrankungen. Diese Saat kann nur aufgehen und wachsen unter dem wachsamen Auge des Vaters Zeit.

Der Quantenphysik zufolge fließt die Zeit nicht. Der Zeitpfeil deutet in Richtung Untergang. Der Pfeil zeigt dahin, bewegt sich aber nicht, ähnlich wie eine Kompassnadel nach Norden zeigt, sich aber nicht dahin bewegt. Es ist das Dahinströmen unseres Bewusstseins, das die Illusion der Zeit erzeugt. Damit meine ich Folgendes:

> Die emotionale Quantenheilung ist ein wirksamer Bestandteil der QE-Methode, um psychischen Schmerz zu beruhigen.

Ich gehe liebend gern ins Kino. Für einige Stunden bin ich völlig in die offenkundige Illusion vertieft, die sich auf der Leinwand abspielt. Wenn ich den Kinosaal betrete, lasse ich mein Alltagsleben hinter mir. Obwohl der Film nur ein Geflimmer von Licht und Schatten ist, stellt er doch die größere Illusion dar, die wir „das echte Leben" nennen, das außerhalb der Kinotüren auf uns wartet.

Die Illusion der Bewegung entsteht in unserem Verstand, wenn ein Gedanke zwischen Vergangenheit und Zukunft pendelt. Gedanken an Zukunft und Vergangenheit errichten eine mentale Brücke, die das stets gegenwärtige Jetzt des reinen Bewusstseins überspannt. Unser Bewusstsein huscht von Gedanke zu Gedanke und verpasst das reine Bewusstsein dazwischen. Nicht anders ist es, wenn man einen Film anschaut. Ein Film ist ein langer Streifen vieler Einzelbilder. In einer einzigen Sekunde blitzen 24 Einzelbilder auf der Leinwand auf. Das zu schnell, als dass es unser Gehirn verarbeiten könnte, deshalb wirkt es, als bewegten sich die Standbilder. Das ist recht erstaunlich. Wir sehen Bewegung, wo gar keine stattfindet. Das ist die Illusion, die ein Film erzeugt.

> **Unser Bewusstsein huscht von Gedanke zu Gedanke und verpasst das reine Bewusstsein dazwischen.**

Ähnlich ist es mit der Zeit, eine Illusion, die unser Verstand produziert. Einzelne Gedanken gleichen den Einzelbildern des Kinofilms. Sie erinnern sich: Einzelne Gedanken lösen sich aus dem reinen Bewusstsein und begeben sich auf die Leinwand des Bewusstseins. Sie tauchen so schnell auf, dass sie sich zu bewegen scheinen, wie die Einzelbilder eines Films. Das ist die Illusion der Bewegung, die wir als Zeit bezeichnen.

Wenn wir an künftige Ereignisse denken, gehen wir in der Zeit vorwärts. Suchen wir unsere Erinnerungen auf, gehen wir in der Zeit zurück. Diese ganze Bewegung findet nur im Verstand statt. Sie existiert sonst nirgends in diesem Universum, nur in Ihrem Verstand. Selbst wenn es anders erscheint, niemand teilt mit Ihnen Ihre Zeit, Ihre Zukunft und Ihre Vergangenheit.

Ein Filmprojektor arbeitet nach einem einfachen Prinzip: Ein helles weißes Licht scheint durch den Film und erzeugt ein Bild auf der Leinwand vorne im Kinosaal. Die Bewegung des Films, Bild für Bild vor dem Licht, erzeugt die Illusion der Bewegung auf der Leinwand. Als Zuschauer sitzen wir zufrieden da und schauen dem Drama der Akteure zu, das sich vor uns entfaltet; dabei vergessen wir, dass auch sie nur Licht und Schatten sind, erzeugt von einem hellen Licht, das durch den Film am hinteren Ende des Kinosaals scheint. Wir weinen und lachen, als wäre die Illusion real.

Unser Leben ist wie ein Film. Es entfaltet sich Gedanke für Gedanke, Minute für Minute, Jahr für Jahr. Wir, die Zuschauer, sind ganz in das Drama unseres eigenen Films vertieft. Wir machen uns Sorgen wegen Rechnungen, lieben das neue Heim, schauen zu, wie die Kinder heranwachsen, denken über unseren eigenen Tod nach. Wie ein Film ist auch unser Leben eine Illusion, ein Spiel von Licht und Schatten. Verstehen Sie mich nicht falsch! Unser Leben ist natürlich real, aber nicht so, wie wir meinen. Diese falsch verstandene Identität verursacht überwältigendes Leid, das sich mit jeder Generation nur vertieft.

> Unser Leben ist wie ein Film. Es entfaltet sich Gedanke für Gedanke, Minute für Minute, Jahr für Jahr.

Die emotionale Quantenheilung hält den Verstand in seinen Geleisen an. Sie bringt ihn dazu, dem Hier und Jetzt Aufmerksamkeit zu schenken, beraubt ihn so seiner Beschäftigung mit Vergangenheit und Zukunft, und befreit ihn dadurch auch von Schuld und Ärger, Besorgnis und Angst. Wenn wir ein psychisches Unbehagen in die Dreiecksverbindung nehmen, richten wir das gleißende Licht reinen Bewusstseins darauf. Das reißt uns augenblicklich aus unserem „Filmbetrieb" heraus. Noch im selben Moment „steigen wir aus der Leinwand heraus und setzen uns in den Zuschauerraum". Von hier aus können wir die unharmonischen Emotionen und Ereignisse mit heilender Gelassenheit und Klarheit betrachten. Der Film unseres Lebens entwickelt sich weiterhin wie zuvor, jedoch ohne den Einfluss dieser schmerzlichen, quälenden Emotionen.

> Der Film unseres Lebens entwickelt sich weiterhin wie zuvor, jedoch ohne den Einfluss dieser schmerzlichen, quälenden Emotionen.

So funktioniert die emotionale QE-Methode

Psychischen Schmerz abzulösen ist ebenso einfach wie körperlichen Schmerz, vielleicht sogar noch einfacher. Wir müssen nicht einmal wissen, was die emotionale Not in unserem Gegenüber auslöst. Ja, ich empfehle Ihnen dringend, Ihrem Partner zu gestatten, seine emotionalen Themen für sich zu behalten. Das ist in zweierlei Hinsicht wichtig: Erstens kann er dadurch seine Privatsphäre schützen, was ihm vermutlich sehr lieb ist, besonders wenn er Sie nicht gut kennt oder er einfach nicht darüber reden will. Zweitens bewahrt Sie das davor, mit den Emotionen anderer Personen umgehen zu müssen, was Sie selbst belasten könnte. Und zu guter Letzt erspart es Ihnen auch Zeit.

Die emotionale Quantenheilung ist absolut sicher. Sie ist keinerlei Therapie, sie erfordert keine Analyse oder Ausbildung, weil der Impulsgeber nichts tut. Die Heilung findet dadurch statt, dass der Empfänger sein emotionales Unbehagen in den Heilwassern reinen Bewusstseins badet. Der Impulsgeber setzt den Prozess in Gang, das sind Sie. Sie brauchen nicht in einem aufgewühlten Meer unverarbeiteter Emotionen „herumzufummeln". Überlassen Sie das lieber den Fachleuten.

> Psychischen Schmerz abzulösen ist ebenso einfach wie körperlichen Schmerz, vielleicht noch einfacher.

Wenn wir gerade von Fachleuten sprechen: Falls Sie ausgebildeter Psychiater, Psychologe oder Psychotherapeut sind, können Sie die emotionale Quantenheilung in Ihrer Praxis sehr wirksam einsetzen. Sie könnten erwägen, die QE-Methode gleich nach Ihrem Vortest durchzuführen. Viele ursprüngliche Auslöser für Schmerz und Not lassen sich recht mühelos beseitigen und Sie können sich dann auf den Rest mit eher traditionellen

Techniken konzentrieren. Die Methode wirkt natürlich auch bei Patienten, die schon lange zu Ihnen kommen. Sie kann mitunter helfen, lang bestehende Blockaden zu durchbrechen und beschleunigt den Heilungsprozess ganz allgemein.

Einmal kam eine Psychologin mit 25 Jahren Berufserfahrung zu mir. Innerhalb weniger Minuten konnte ich in ihr eine ihr Leben verwandelnde Veränderung auslösen. Sie hatte dieses Trauma schon seit ihrer Kindheit mit sich herumgeschleppt. Während ihrer beruflichen Laufbahn hatte sie auch mit diversen Therapeuten vieler verschiedener Richtungen an einer Lösung gearbeitet. Diese nur wenige Minuten andauernde emotionale Quantenheilung fand vor mehr als sechs Jahren statt und sie ist nach wie vor emotional frei von diesem Problem. Es wird nicht mehr auftreten.

Die Heilung, die hierdurch stattfindet, ist dauerhaft. Angst ist die Grundemotion, aus der alle anderen hervorgehen. Angst entsteht, wenn Sie sich erinnern, sobald das Ego sich vom reinen Bewusstsein abzutrennen scheint und seine eigene Identität annimmt. Es spielt keine Rolle, ob Ihr Gegenüber Ärger, Besorgnis, Schuld oder Traurigkeit empfindet; all diesen Emotionen liegt die Angst zugrunde, sich vom reinen Bewusstsein zu trennen. Auf emotionale Probleme angewendet, überflutet die QE-Methode die Angst mit Fülle, sie ist eine Rückkehr des Egos in die Arme der Mutter. Die Erinnerung bleibt ein Kräuseln des Bewusstseins, doch die Kräfte raubende Emotion geht in einem Meer von Glückseligkeit auf.

> Die Heilung, die durch die QE-Methode stattfindet,
> ist dauerhaft.

So wenden Sie die QE-Methode bei emotionalen Beschwerden an

Lassen Sie Ihr Gegenüber als Erstes wissen, dass Sie nichts über seinen emotionalen Schmerz zu wissen brauchen, das reine Bewusstsein übernimmt die Heilung. Sie setzen den Prozess lediglich in Gang. Er kann sein emotionales Unbehagen für sich behalten und braucht nicht darüber zu reden.

Bitten Sie ihn, an die Begebenheit zu denken, die den Schmerz hervorruft. Gibt es keine eindeutige Begebenheit, dann lassen Sie ihn im Stillen die Emotion identifizieren. Fordern Sie ihn dann auf, seine Emotionen intensiver werden zu lassen. Wenn sie nicht mehr intensiver werden, soll er das emotionale Unbehagen auf einer Skala zwischen 1 und 10 einstufen, wobei 10 unerträglichen Schmerz bezeichnet. Merken Sie sich diese Zahl des Vortests.

Fahren Sie nun wie gehabt fort (vgl. Dreiecksverbindung auf S. 92: *Die drei Schritte der QE-Methode*). Finden Sie zuerst einen angespannten oder empfindlichen Muskel als Kontaktpunkt A. Finden Sie dann Kontaktpunkt B. Werden Sie sich erst A intensiv bewusst, dann B, dann beider zusammen. Warten Sie, bis das Eu-Gefühl auftaucht, und bleiben Sie mit Ihrem Gewahrsein dort, bis Sie spüren, wie sich die Muskeln Ihres Partners unter Ihrer Berührung entspannen.

Gönnen Sie Ihrem Partner etwas Zeit, sich neu zu orientieren, nachdem Sie die Sitzung beendet haben. Auf emotionaler Ebene dauert die QE-Methode bisweilen etwas länger als ihre Anwendung bei körperlichen Beschwerden. Sobald Ihr Partner dazu bereit ist, lassen Sie ihn wieder an dieselbe Begebenheit denken und sie auf der Skala von 1 bis 10 einstufen. Meistens sagen die Menschen dann, dass sie sich die Emotion gar nicht vergegenwärtigen können. Oder sie sagen: „Ich versuche es ja, aber ich komme gerade mal auf eine 1 oder 2." Sie können wahrnehmen, dass sich ihre Gesichtsmuskulatur entspannt hat und ihre Stimme heiter klingt.

Emotionale Quantenheilung beseitigt unangenehme Emotionen sofort, selbst wenn wir nicht wissen, warum diese jetzt da sind. Das reine Bewusstsein erreicht ohne unser bewusstes Gewahrsein deren Wurzeln. Gelegentlich erinnert sich vielleicht Ihr Gegenüber an die verletzende Situation und erwähnt sie während der Sitzung. Das ist besonders dann der Fall, wenn er ein tief verborgenes Kindheitstrauma entdeckt. Messen Sie dem keine große Bedeutung bei. Bitten Sie ihn, ruhig zu bleiben und, falls er will, seine Augen zu schließen. Die schreckliche Emotion ist in dem Moment, in dem die Erinnerung auftaucht, bereits neutralisiert. Es hat keinen Wert, mehr Zeit darauf zu verschwenden. Sie können zufrieden sein, dass Sie eine Heilung eines emotionalen Konflikts in Ihrem Gegenüber anregen konnten und dass unsere Not leidende Welt um eine Kerze heller leuchtet.

> Emotionale Quantenheilung beseitigt unangenehme Emotionen sofort, selbst wenn wir nicht wissen, warum diese jetzt da sind.

16. Die QE-Methode in der Fernheilung

„Am meisten weiß der, der weiß, wie wenig er weiß.
Wer nichts weiß, ist der Wahrheit näher …"

Thomas Jefferson

„Alle Wahrheiten sind leicht zu verstehen, sobald sie
entdeckt sind; es geht darum, sie zu entdecken."

Galileo Galilei

Bei der QE-Methode in der Fernheilung führen Sie eine Quantenheilung durch, ohne den Empfänger zu berühren. Diese Variante der QE-Methode können Sie quer durch ein Zimmer oder quer über den Erdball durchführen. Kürzlich hatte ich Gelegenheit, mit einer Dame in Salzburg (Österreich) zu arbeiten. Luftlinie ist das von meiner Praxis in Sarasota, Florida, eine ganz beträchtliche Entfernung.

Maria, eine Anwenderin aus Salzburg, empfand häufig Angst und fühlte sich immer bedrängt. Sie berichtete: „Vom Aufwachen bis zum Einschlafen habe ich das Gefühl, mich auf eine Abschlussprüfung vorzubereiten." Wir kommunizierten über E-Mail. Ich habe nie persönlich mit ihr gesprochen und wusste auch nicht, wie sie aussieht. Alles, was wir hatten, waren elektronische Worte in einer E-Mail.

> Diese Variante der QE-Methode können Sie quer durch ein Zimmer oder quer über den Erdball durchführen.

Maria wünschte sich eine Linderung ihrer ständigen Angst. Sie wollte ihre Energie stärker zielgerichtet nutzen, statt mit der hektischen, fahrigen Energie zu kämpfen, die ihr Leben bisher bestimmt hatte. Ich führte am Abend in Sarasota eine QE-Sitzung durch, in Salzburg war es zu der Zeit vier Uhr morgens, wie sich herausstellte. Als ich am nächsten Morgen mein Laptop hochfuhr, wurde ich von Marias Antwort begrüßt. Ich habe den Text nicht verändert, auch wenn ich vielleicht einige Ausrufezeichen hätte streichen sollen!

Das Wesen Maria besteht aus demselben Stoff wie das Wesen Frank. Das reine Bewusstsein ist nicht durch Zeit oder Raum begrenzt. Es ist überall, immer. Es ist nur unsere beschränkte Vorstellung, unser „Ich", das räumliche und zeitliche Grenzen erzeugt. Ich regte eine Heilung in dem Wesen Maria an, indem ich unsere Gleichheit, nicht unsere Verschiedenheit wahrnahm.

Lieber Frank,

ich möchte dir so sehr für deine Hilfe danken!!! Ich möchte dir mitteilen, dass ich, als ich heute Morgen aufstand, zum ersten Mal seit Langem das Gefühl hatte, „die ganze Energie steht mir zur Verfügung." Ich spürte so viel Energie und Kraft wie nie zuvor, und als ich heute Früh joggte, hatte ich eine Menge positive Gedanken und Energie. Es hat sich also etwas verändert, ich genoss es und genieße es immer noch!!!! Danke!!!! Hoffentlich verstehst du mein Englisch, es ist nicht perfekt! ;-)

Vielen Dank und viel Sonne und Grüße aus Salzburg sendet dir   Maria

Diese Gleichheit ist reines Bewusstsein. Wenn Sie die QE-Methode anwenden, arbeiten Sie auf der Ebene größtmöglicher Gleichheit, um heilsame Veränderungen in der Welt der Unterschiede zu bewirken.

> Ich regte eine Heilung in dem Wesen Maria an, indem ich unsere Gleichheit, nicht unsere Verschiedenheit wahrnahm.

In der Quantenphysik bezeichnet man diese gleichzeitige Interaktion auf Entfernung als Verschränkung, die Informationen angeblich schneller als Lichtgeschwindigkeit übermittelt. Mit welcher Geschwindigkeit nun genau die Heilinformation an Maria übermittelt wurde, kann ich jedoch nicht sagen. Das ist zwar eine faszinierende Frage, sie übersteigt den Umfang dieses kurzen Textes bei Weitem. Für unsere Zwecke ist das auch ohne Bedeutung. Wie auch immer, irgendwie bahnte sich die Heilinformation ihren 7700 km langen Weg zur Marias Türschwelle und musste unterwegs auch nicht nach dem Weg fragen. Das soll uns reichen.

Etwas will ich aber noch ansprechen, bevor wir die QE-Methode als Fernheilung lernen. Machen Sie sich keine Gedanken, falls Sie das Ganze für unmöglich halten. Sie werden sie durchführen können, ganz unabhängig davon, was Sie glauben. Die QE-Methode ist ein wissenschaftlich reproduzierbares Verfahren. Sie ist real. Man braucht nicht an sie zu glauben, damit sie funktioniert. Und falls Sie das nicht glauben, fragen Sie doch jedes beliebige schmerzfreie Haustier, ob es vor seiner Heilung danach gefragt wurde, ob es an daran glaubt.

> Die QE-Methode ist ein wissenschaftlich reproduzierbares Verfahren. Man braucht nicht an sie zu glauben, damit sie funktioniert.

So funktioniert die QE-Methode in der Fernheilung

Im Grunde genommen halten Sie die Dreiecksverbindung nicht anders als bei anderen Formen der Quantenheilung. Die Grundlagen sind mit kleinen Abwandlungen die gleichen. Ganz sicher ist, dass Sie jedoch die fehlende körperliche Anwesenheit eines Empfängers kompensieren. Quantenheilung „auf die Ferne" ist leichter zu erlernen als andere Aktivitäten, für die Sie einen Partner brauchen. Aus unerfindlichen Gründen fällt mir dazu Tango ein. Nun gut. Hier ein paar Vorschläge:

Arbeiten Sie mit einem Surrogat

Ein Surrogat ist ein Ersatz, jemand, der die Stelle Ihres Gegenübers einnimmt. Jeder lebendige Körper taugt dazu – Ihr Partner, Ihre Kinder, der Zeitungsausträger, der Arbeitskollege vom Schreibtisch gegenüber. Führen Sie die Quantenheilung an dem körperlich anwesenden Surrogat genau so durch, als ob der Empfänger direkt vor Ihnen stünde. Achten Sie darauf, dass Ihre Intention den Namen, das Bild oder die Vorstellung Ihres nicht körperlich anwesenden Empfängers beinhaltet.

Sie können auch ein Haustier als Surrogat hernehmen. Sie sind gewöhnlich gute Platzhalter, weil sie keine Fragen stellen. Auch sind sie an seltsame Verhaltensweisen ihrer Bezugspersonen gewöhnt und werden sich wahrscheinlich bereitwillig zur Verfügung stellen, zumindest wenn zum Ende der Sitzung ein Leckerchen auf sie wartet. Zugegebenermaßen mag es schnelle Finger und einen Erste-Hilfe-Kasten erfordern, wenn Sie nur einen gefräßigen Piranha haben. Der Vorteil: Dann würde das Leckerchen schon während der Sitzung gegeben statt hinterher.

Eine dritte Art von Surrogat könnte eine Puppe oder ein Stofftier sein. Ja, Sie können sogar ein Bild auf ein Blatt Papier zeichnen und dieses verwenden; oder schreiben Sie einfach den Namen Ihres Empfängers auf. Alle diese Ersatzmöglichkeiten funktionieren gut. Probieren Sie es aus! Sie werden angenehm überrascht sein.

Vorstellung

Mit einer guten Vorstellungsgabe können Sie sich auch ein mentales Bild Ihres Gegenübers machen und an diesem Bild die Dreiecksverbindung halten. Dann berühren Ihre Finger keinen Körper, deshalb müssen Sie sich das ebenfalls vorstellen. Nun werden Sie sich fragen: Woher weiß ich dann, wann ich aufhören kann? Sie werden die Entspannung merken oder das „Schmelzen" unter Ihren imaginären Fingern, nicht anders, als dies bei einer normalen QE-Sitzung der Fall ist.

Diese Spielart der QE-Methode lässt sich ebenfalls auf verschiedene Arten praktizieren. Sie können sich ausmalen, Sie seien dort, wo Ihr Gegenüber ist. Stellen Sie ihn sich in seinem Lieblingssessel vor, während Sie die Quantenheilung „auf die Ferne" machen. Als andere Variante „holen" Sie Ihren Empfänger „zu sich". Stellen Sie ihn sich direkt vor Ihnen vor, während Sie Ihr Werk tun. Oder Sie können sich an jedem Ort begegnen, der Ihnen zusagt. Buchstäblich nur Ihre Vorstellungskraft kann Sie einschränken.

Quantenheilung „in der Luft"

Haben Sie vom Luftgitarrespielen gehört, bei dem man so tut, als halte man den Gitarrenhals, während man vor einem Spiegel wild in der Luft pickt, klimpert und sich dreht? Ein wenig ähnlich ist die Quantenheilung „in der Luft" auch. Stellen Sie sich im Sitzen oder Stehen vor, wie Ihr Partner vor Ihnen steht. Sie haben die freie Wahl, ob Sie Ihre Augen schließen oder geöffnet lassen möchten. Bewegen Sie nun Ihren Körper und strecken Sie Ihre Hände aus, um Ihre Finger auf Ihren abwesenden Empfänger zu legen. Sie können alles genau so machen, als wäre die andere Person anwesend. Achten Sie nur darauf, dass niemand während dieser Sitzung hereinkommen kann, sonst geraten Sie unter Umständen in Erklärungsnot.

Diese Variante ist eine wunderbare Möglichkeit, sich die notwendige Übung in QE zu verschaffen. Ich mache jeden Abend eine Sitzung vor dem Schlafengehen. Gewöhnlich suche ich mir von einer Liste eine Person aus, die mich im Laufe des Tages um Hilfe bat. Hier nehme ich auch Empfänger auf, die regelmäßig Unterstützung bei chronischen oder schweren Krankheiten wie Alzheimer und Krebs brauchen. Freunde, die regelmäßige QE-Sitzungen für verschroben hielten, rufen nun regelmäßig an und bitten um eine Fernheilung.

Meine jüngste Tochter ist Polizistin in einer Stadt mit hoher Kriminalitätsrate, die auch wirtschaftlich sehr schlecht dasteht. Immer wieder kommt es zu Zwischenfallen und Handgreiflichkeiten. Deshalb überrascht es mich gar nicht mehr, wenn sie mir am Telefon erzählt: „Ich gab einer Frau ein Betäubungsmittel im Streifenwagen, da biss sie mir ein Stück Fleisch aus dem Bein. Könntest du mich heute Abend quantenheilen?", oder: „Ich habe mir bei einer Verfolgungsjagd wieder die Schulter aufgerissen. Könntest du nicht für mich am Schmerz und der Beweglichkeit arbeiten?" Elternfreuden!

Mit etwas Übung werden Sie die QE-Methode bald zu jeder Zeit durchführen, wenn Sie eine Pause in Ihrem Tagesablauf haben. Ich wende sie schon an, während mein Gegenüber noch über sein Problem spricht. Wenn er fertig ist, ist auch sein Schmerz schon vergangen. Es ist absolut wunderbar, der kreativen Kraft so nahe zu sein und zuzusehen, wie sie Wunder bewirkt. Unsere einzige Beschränkung ist unser unbewusster Verstand. Und die Quantenheilung bringt auch das in Ordnung.

Quantenheilung „in eigener Sache"

Sie wissen bereits, wie Sie die QE-Methode für sich selbst nutzen können. Suchen Sie sich eine der beschriebenen Methoden aus und wenden Sie sie an sich selbst an. Natürlich ist es hilfreich, sehr gelenkig zu sein, wenn Sie körperlich an Ihrem Rücken oder anderen schwer zugänglichen Stellen arbeiten wollen. Doch denken Sie daran, dass Sie die betroffenen Partien gar nicht direkt zu berühren brauchen. Haben Sie Schmerzen im mittleren Rücken, dann können Sie körperlich auch Ihren Brustkorb oder Ihr Knie berühren und werden ebenso erfolgreich sein. Versuchen Sie auch, eine der oben genannten Techniken der Quantenheilung „auf die Ferne" zu nutzen.

Der bekannte Yogi-Meister Wade Zinter setzt die QE-Methode bei seinen Yogaübungen sehr gerne ein. Er erklärt, wie er vorgeht:

Seit ich von der QE-Methode erfuhr, habe ich sie während meiner Yogaübungen an mir selbst angewandt. Ich stelle fest, dass ich beim Üben tiefer in die Asanas (Haltungen) hineingehe und rascher in die Stille oder in das Ruhebewusstsein komme. Statt die Dreiecksverbindung mit meinen Händen herzustellen, verbinde ich die drei Punkte in meinem Bewusstsein. Dann entspanne ich mich einfach für einige Sekunden in das reine Bewusstsein. Danach kommt mir mein Körper neu geordnet, erfrischter, entspannter und stärker vor. So kann ich die Quantenheilung in allen Situationen anwenden und kann mich unterstützen, mich nicht mehr mit meinem begrenzten Körper-Geist-Bewusstsein zu identifizieren, sondern mit dem grenzenlosen reinen Bewusstsein.

Nur Ihre Vorstellungskraft begrenzt die Möglichkeiten der QE-Methode. Es liegt in unserem Wesen, zu wachsen und uns zu entwickeln. Setzen Sie Ihre „Quantenheilungsbrille" auf und schauen Sie sich um. Experimentieren Sie, spielen Sie mit verschiedenen Ideen, vor allem aber: Haben Sie Spaß dabei!

> **Nur Ihre Vorstellungskraft begrenzt die Möglichkeiten der Quantenheilung.**

Tiere und Gegenstände

Weil die QE-Methode aus dem allem zugrunde liegenden und alles durchdringenden reinen Bewusstsein schöpft, sollte sie auch an Tieren und sogar unbelebten Gegenständen wirken. Das tut sie auch! Und das ist auch gar nicht so seltsam, wenn Sie darüber nachdenken. Wir verabreichen unseren Haustieren ja auch Medikamente oder behandeln sie chiropraktisch. Doch wenn es um so genannte unbelebte Gegenstände geht, dann vermute ich, geht der Gedanke etwas zu weit, als dass wir eine Dose Red Bull in unsere leere Autobatterie gießen könnten, um ihr zu neuem Leben zu verhelfen. Ich sage „so genannte" unbelebte Gegenstände, weil auf der untersten Ebene die ganze Schöpfung mit dem Leben schwingt. Letztendlich ist nichts unbelebt. Und auch in dieser feinsten Schwingung ist ihr Auslöser zu finden, das reine Bewusstsein. Wenn die Autobatterie also leer ist, kommt die Quantenheilung billiger als Red Bull – und man muss auch keine Dose entsorgen.

> **Letztendlich ist nichts unbelebt.**

Ein Teilnehmer an einem Workshop für Fortgeschrittene erzählte von seiner leeren Autobatterie. Vergeblich hatte er einige

Male versucht, das Auto anzulassen, indem er den Zündschlüssel drehte. Dann „quantenheilte" er die Batterie. Das Auto sprang sofort an und dem Motor wurde wieder Leben eingehaucht. Als er mit dem Auto in die Werkstatt fuhr, sagte ihm der Mechaniker, dass es in der Tat an der Batterie gelegen hätte. Wahrscheinlich erwähnte er dem Mechaniker gegenüber nicht, dass seine Finger das Starthilfekabel waren ...

Die QE-Methode wirkt universell und damit auch auf Haushaltsgeräte. Mir gefällt vor allem die Mixergeschichte eines besonders kreativen Anwenders.

> *Ich möchte gern mitteilen, was ich nach dem Workshop erlebte. Ich wachte am Sonntag mit einem Bärenhunger auf. Also wandte ich die QE-Methode auf meinen Hunger an und er verging auch. Ich entschied mich dennoch, mir ein Smoothie zu machen. Als ich ihn gerade mischen wollte, funktionierte der Motor des Mixers nicht. Er machte keinen Mucks. Also beschloss ich, die QE-Methode auch auf den Mixer anzuwenden. Das tat ich einige Sekunden lang ... nichts passierte. Ich versuchte es noch einmal und ließ diesmal das erwünschte Ergebnis vollkommen los. Es klappte!!! Der Mixer funktionierte wie immer, ich genoss mein Getränk und war sehr demütig angesichts dieser Erfahrung. Mein Zimmermitbewohner, der auch Smoothies mag, ist erstaunt, wenn ich vor jedem Gebrauch an dem Mixer herumfummle.*

Da der Empfänger nicht an die QE-Methode glauben muss, damit sie wirkt, sprechen Tiere hervorragend darauf an. Wenden Sie die Quantenheilung auf die Probleme Ihres Haustiers an oder sogar auf nervige Schädlinge wie übereifrige Maulwürfe, wütende Hunde und aufdringliche Schnaken. Bei einer Signierstunde der Bestsellerautorin Jennifer Hawthorne (sie hat u. a. ein Buch mit Jack Canfield verfasst, dem Bestsellerautor von „Hühnersuppe für die Seele") in einem Zentrum für Heilkünste, funktionierte die Klimaanlage nicht, weshalb die Türen geöffnet werden mussten. Völlig desinteressiert an einem Autogramm stürzte sich ungefähr ein Dutzend großer schwarzer Fliegen auf das Büffet. Der Leiter des Zentrums, Rob, begab sich schnurstracks in den nahen Meditationsraum und wandte die QE-Methode auf die kleinen Mistkerle an. Als er ein paar Minuten später wieder aus seinem Zimmer kam, summte nur noch eine einzige Fliege herum. Als diese Rob aus dem Nebenzimmer auftauchen sah, drehte sie aufgeregt nach links ab.

> **Tiere sprechen wunderbar auf die QE-Methode an.**

Lebensmittel sind für kreative Anwender der QE-Methode ein weiteres Forschungsgebiet. Sie könnten sich überlegen, Ihre Lebensmittel, Ihr Wasser und Ihre Nahrungsergänzungen zu harmonisieren. Als Absicht könnten Sie die zuträglichen Inhaltsstoffe in ihrer Wirkung verstärken, die Toxine entfernen oder Verdauung und Assimilation vor einer Mahlzeit verbessern. Wenn Sie vor dem Essen ein Dankgebet sprechen, dann hängen Sie die Quantenheilung doch einfach an. So wird das Gebet zur Absicht und die QE nimmt diese Absicht auf und legt sie dem allgegenwärtigen Bewusstsein zu Füßen.

17. Erweiterte Quantenheilung

„Wer singen will, dem fällt immer ein Lied ein."

Platon

*„Die Freude liegt nicht in den Dingen,
sie liegt in uns."*

Richard Wagner

Diese Erweiterung der QE-Methode ist nützlich bei chronischen, lange bestehenden oder lebensbedrohlichen Krankheiten wie Diabetes, Herzerkrankungen, Alzheimer oder Krebs. Auch lassen sich mit ihrer Hilfe besonders wirksam tiefe emotionale Konflikte lindern oder heilen. Wenn ein Leiden nicht nach mehreren Minuten oder einigen Versuchen auf die „normale" QE-Methode anspricht, dann ist es ein Kandidat für die erweiterte Variante.

Wie der Name vermuten lässt, verlängern wir die übliche Zeitdauer einer QE-Sitzung und steigern so den Nutzen für Empfänger und Impulsgeber gleichermaßen immens. Bei der erweiterten Variante wird das Gewahrsein in den Tiefen des reinen Bewusstseins gehalten und die normale Welt mit Autos, Sternen, Menschen und sogar der Raum wird mit reinem

Bewusstsein übersättigt. Das reine Bewusstsein wird fast greifbar, eine Heilsalbe vibrierender Erneuerung.

> **Die erweiterte QE-Methode ist nützlich bei chronischen, lange bestehenden oder lebensbedrohlichen Krankheiten ...**

Als ich vor einigen Jahren die QE-Methode entwickelte, lud mich ein Bekannter, der auch Chiropraktiker ist, zum Mittagessen ein. Er sagte, er wolle mich um einen Gefallen bitten; im Restaurant angekommen, ging ich erwartungsvoll auf seinen Tisch zu. Als ich in Marks normalerweise energiegeladene braune Augen schaute, sah ich eine tiefe Resignation und Traurigkeit. Wir begrüßten einander, tauschten Höflichkeiten aus und unterhielten uns über das Tun unserer Kollegen, während wir auf die Kellnerin warteten. Dann bestellten wir; und während wir auf das Essen warteten, wurde er ernst. Er begann zu reden, hielt dann inne und blickte auf seinen Teller. Ich wartete. Er hob seinen Kopf und hatte Tränen in den Augen. Ich blickte ihn an und ermunterte ihn mit meinen Augen, fortzufahren. Er begann erneut: „Meine Frau kämpft seit mehr als einem Jahr gegen Krebs. Sie hat erbittert gekämpft, aber gestern wurde sie ins Krankenhaus eingeliefert. Sie hat zwei bösartige Tumore. Der eine in ihrer Gebärmutter ist so groß wie eine Walnuss. Der in der Leber hat die Größe einer Grapefruit. Es wird nicht erwartet, dass sie wieder nach Hause kommt. Ich weiß, Sie machen eine Art Geistheilung oder Meditation oder etwas Derartiges", meinte er, „und ich frage mich, ob Sie Jillie helfen könnten."

Ich hatte seine Frau nie kennen gelernt, aber ich willigte ein, noch am selben Abend ins Krankenhaus zu gehen und sie zu treffen. Ich bat ihn, mit dem Pflegepersonal zu vereinbaren, dass ich eine Stunde lang ungestört bei ihr sein könnte. Auch bat ich ihn, dass in dieser letzten Stunde der Besuchszeit keine

Angehörigen kommen sollten. Er stimmte zu. Wir beendeten unser Essen recht schweigsam und ich kehrte zu meinen Nachmittagspatienten zurück.

Am Abend traf ich Mark vor dem Zimmer seiner Frau. Er teilte mir mit, dass das Pflegepersonal etwas widerwillig reagiert hatte bei der Vorstellung, dass ich da etwas „Komisches" machen würde, aber sie hatten eingewilligt, mir die benötigte Zeit einzuräumen. Vor ihrem Zimmer hielt ich inne, öffnete dann die schwere Tür und betrat einen dunklen, freudlosen Ort.

Das Erste, woran ich mich erinnere, ist der Geruch. Es war nicht der Geruch des Todes, sondern der des Sterbens. Ich kann ihn nicht beschreiben, aber er durchdringt den Geist und entmutigt die Seele. Jillie schlief. Sie war eine zarte Frau mit feinen blonden Haaren, die durcheinander auf dem Kissen lagen. Ich weckte sie nicht, sondern begann sofort mit der erweiterten Quantenheilung.

Keine fünf Minuten später kam die erste Krankenschwester herein, um Jillies Vitalzeichen zu messen und stellte einige Gegenstände um, dann ging sie wieder. Zehn Minuten später kam sie wieder und weitere zehn Minuten später störte uns wieder jemand aus unersichtlichen Gründen, nur um vermeintlich sicher zu gehen, dass alles in Ordnung war. Ich dachte, ich hätte versehentlich eine magische Anziehung entwickelt, die in einem voll belegten Krankenhaus aus heiterem Himmel Krankenschwestern auftauchen ließ. Ich beendete die Stunde mit Jillie, die zwischenzeitlich immer wieder aufwachte, dann aber wieder in einen unruhigen Schlaf fiel. Mark hatte ihr zwar mitgeteilt, dass ich käme, doch meiner Ansicht nach registrierte sie mich oder mein Tun nicht.

Ich kam am nächsten Abend wieder, die Verrichtungen der Pflegekräfte wiederholten sich, doch Jillie war wacher und wir tauschten uns während der Stunde einige Male kurz aus. Trotz der Unterbrechungen konnte ich das reine Bewusstsein über weite Teile der Stunde aufrechterhalten. Als ich ging, fühlte ich mich leichter und irgendwie inspiriert.

Als ich am dritten Abend wiederkam, fand ich eine handschriftliche Notiz an Jillies Tür: „Bitte nicht eintreten"; sie war von der Oberschwester der Abendschicht unterzeichnet. Mein erster Gedanke war, dass ich von feindselig gesinntem Personal vertrieben wurde, aus reiner Ignoranz gegenüber nicht-allopathischer „alternativer" Heilung. Meiner Ansicht nach war dieses Vorurteil für die Patienten schädlich und deshalb nicht hinzunehmen. Ich marschierte ins Stationszimmer und fragte erregt, warum man mich davon abhalte, Jillie zu besuchen.

Die Antwort schockierte mich. Die Schwester lächelte freundlich und sagte, die Notiz sei zu meinem und Jillies Besten. Sie wurde an der Tür angebracht, damit *wir* nicht gestört würden. Sie erzählte mir, dass die Schwestern in allen Schichten eine beachtliche Veränderung in Jillies Zustand beobachtet hätten. Sie wüssten nicht, ob mein Tun der Grund dafür sei, doch sie könnten mir versichern, dass der Raum in meiner Zeit nicht betreten werden würde. Und sie hielten Wort. Es stellt sich heraus, dass das allein mein Vorurteil war.

Ich führte weiterhin jeden Abend nach meiner Arbeit in der Praxis an Jillie die erweiterte QE-Methode durch. Aus ihrem Zimmer verschwanden Gefühl und Geruch des Todes. Jillie war wacher und obwohl wir selten kurze, gedämpfte Sätze austauschten, entwickelten wir eine nonverbale Verbindung inneren Wissens. Auch mir tat es auch gut, mich regelmäßig und anhaltend auf das Quantenbewusstsein einzulassen. Ich stellte fest, dass Friede und Mitgefühl in meinem Leben zunahmen. Ich hatte das Gefühl, irgendwie aufzublühen und zu einer Art Unsterblichkeit zu erwachen, die frei von Todesangst war.

Am Morgen nach meinem achten Besuch rief Mark mich an. Er erzählte mir, dass ich Jillie abends nicht mehr im Krankenhaus besuchen müsste, da sie entlassen wurde. Die Geschwulst in ihrer Gebärmutter sei verschwunden und die vormals größere Geschwulst in der Leber sei nur noch so groß wie eine Walnuss. Ich fragte, ob ich zu ihnen nach Hause kommen solle, um weiterhin die erweiterte QE zu praktizieren. Jillie meinte, so teilte er mir mit, ich könne mir einige Zeit freinehmen. Sie sagte, sie käme jetzt erst einmal alleine zurecht.

Losgekommen von ihrem Krankenbett widmete Jillie sich ganz ihrer Familie. Ich wurde eingeladen, mich der Familie anzuschließen und wir trafen uns einige Male, doch wir verloren uns nach und nach aus den Augen. Im Laufe der Zeit kehrte der Krebs zurück. Ich bot an, wieder QE-Sitzungen durchzuführen, doch Jillie lehnte ab. Ihre Worte überraschten mich, doch ihre Stimme ließ mich wissen, dass sie im Frieden mit sich war. Sie starb ruhig zu Hause, im Kreise ihrer Familie. Mark sagte mir später, Jillie hielt ihr „zweites Leben" für ein Geschenk Gottes und für die glücklichste Zeit ihres Lebens.

Die erweiterte QE ist erstaunlich wirksam. Besonders wichtig ist, im Gedächtnis zu behalten, dass das reine Bewusstsein weiß, was zu tun ist. Weil das in unserer Natur liegt, meinen wir fälschlicherweise, die Arbeit an lebensbedrohlichen Erkrankungen erfordere einen stärkeren Wunsch und mehr Anstrengung. Dabei vergessen wir leicht, dass wir nur die Impulsgeber sind mit einer einfachen Absicht, das ist alles. Die Heilung findet statt oder auch nicht. Das liegt nicht in unserer Hand. Die Schwere der Erkrankung schreit nicht nach einer stärkeren Absicht oder mehr Bemühen. Einfache Unschuld ist hier gefragt, nicht mehr.

Die erweiterte QE ist erstaunlich wirksam.

Die Quantenheilung erweitern

Eine Sitzung in erweiterter QE kann zwischen fünf Minuten und einer Stunde dauern. Bei den meisten meiner Sitzungen fühlen sich etwa zwanzig Minuten richtig an. Dennoch verkürze oder verlängere ich die Dauer nach Bedarf. Beginnen Sie eine erweiterte QE-Sitzung genau so wie eine reguläre von ein oder zwei Minuten Dauer. Ich beginne gerne im Stehen und lasse dann meinen Empfänger sich nach ein paar Minuten hinsetzen. Die erweiterte QE kann auch im Liegen durchgeführt werden, insbesondere, wenn die andere Person schwer krank ist.

Es gibt ein paar kleine Unterschiede bei der erweiterten QE, auf die man achten sollte. Halten Sie zu Beginn Ihre Kontaktpunkte und warten Sie auf Ihr Eu-Gefühl. Sobald Sie die anfängliche Entspannung oder Empfindung spüren, dass die Spannung sich auflöst, die normalerweise das Ende einer QE-Sitzung anzeigt, halten Sie weiterhin Ihr Eu-Gefühl aufrecht. Sie müssen sich Ihrer „Kontaktfinger" nicht länger gewahr sein, seien Sie sich einfach des Eu-Gefühls bewusst. Sobald Sie merken, dass Sie abschweifen, werden Sie sich wieder des Eu-Gefühls bewusst. Ihr anfängliches Eu-Gefühl wird sich mit hoher Wahrscheinlichkeit verändern. Erst erleben Sie vielleicht Stille oder Frieden, die dann in Glückseligkeit oder Freude oder sogar Ekstase übergehen. Welches Eu-Gefühl auch da ist, seien Sie sich seiner einfach gewahr.

Bewegen Sie Ihre Kontaktfinger alle paar Minuten, sobald Sie den Impuls dazu haben, an andere Körperstellen Ihres Partners. Häufige Körperregionen für die erweiterte QE sind Stirn, Schläfen, Herz und Solarplexus, jedoch wirkt jede andere geeignete Stelle ebenso gut. Sobald Ihre Finger ihre neue Position gefunden haben, kehren Sie wieder zu Ihrem Eu-Gefühl zurück und verweilen Sie dabei.

Während längerer Sitzungen können Sie Ihre Intention

immer wieder einmal wiederholen oder umformulieren. Das hält den Verstand frisch und konzentriert. Vielleicht sehen Sie auch ganz von selbst vor Ihrem „inneren Auge", wie Ihre Absicht wirkt, in der Form, dass Sie sehen, wie Gelenke heilen oder Lungen „aufgehen", um den Leben spendenden Atem zu empfangen. Vielleicht fühlen oder sehen Sie auch andere Heilkräfte am Werk. Mischen Sie sich nicht ein. Was immer Sie beobachten, lassen Sie es sich einfach selbst entfalten. Sie sitzen in der ersten Reihe, während die Heilimpulse aus dem reinen Bewusstsein auftauchen und Form annehmen. Sie sind der unschuldige Beobachter von Schöpfung und Neuschöpfung. Kein Tun Ihrerseits könnte etwas verbessern. Denken Sie daran, dass diese Zeit eine besondere ist und Sie gesegnet sind, stiller Zeuge zu sein.

Möglicherweise sehen Sie auch geometrische Symbole oder das Fließen und Herumwirbeln abstrakter Energien, die in Ihnen und im Körper Ihres Gegenübers ihr Werk tun. Der Himmel mag offen sein und goldenes Licht könnte auf Sie herabregnen. Engel könnten singen und ihre Schalmeien blasen, um die kommende Heilung zu verkünden. Ihre Aufgabe dabei? Lassen Sie einfach alles herein. Verheddern Sie sich nicht in der Symbolik oder Symptomatik des Ganzen. Seien Sie einfach da und genießen Sie die sich ständig verstärkende, heilende Präsenz des reinen Bewusstseins.

> Denken Sie daran, dass diese Zeit eine besondere ist und Sie gesegnet sind, stiller Zeuge zu sein.

Lassen Sie nach der erweiterten QE-Sitzung Ihrem Empfänger mindestens zwei oder drei Minuten Zeit, um die Augen zu öffnen und wieder aktiv zu werden. Das ist das Minimum. Vielleicht braucht er auch fünf oder zehn Minuten und will sich anschließend sogar hinlegen. Teilen Sie ihm unbedingt mit, dass er, sollte er im Tagesverlauf müde werden, sich hinlegen und auf jeden Fall nachts ausreichend schlafen soll.

Wie bei der kürzeren QE geht die Heilung, die während der erweiterten Sitzung in Gang gesetzt wurde, noch ein oder zwei Tage danach weiter. Gelegentlich kann sich der Empfänger am nächsten Tag müde oder „emotional" fühlen. Das ist ein Anzeichen dafür, dass eine sehr tiefe Heilung stattfindet, und er sollte sich, wenn immer möglich, ausruhen, gut essen und ein bisschen bewegen.

In meiner Praxis arbeite ich viel mit der erweiterten Quantenheilung. Sie heilt den Körper und klärt Emotionen erstaunlich wirkungsvoll. Und natürlich liebe ich ihre Wirkung auf mich. Ich werde mich so lange auf sie verlassen, bis ich den ultimativen Paradigmenwechsel vollzogen habe, der mir gestattet, durch Wände hindurchzugehen oder wie eine Feder durch die Luft zu schweben. Bis dahin, und ich werde Ihnen ganz bestimmt mitteilen, wenn es so weit ist, ist es für mich die Quantenheilung das Mittel der Wahl.

18. „Benutzerfreundlicher" Weltfrieden

„Jede Gesellschaft entwickelt aufgrund ihrer eigenen Lebensweise und der Art ihrer Beziehungen, Gefühle und Wahrnehmungen ein System von Kategorien, das die Formen des Bewusstseins bestimmt."

Erich Fromm

„Nun gibt es da eine eminent wichtige Tatsache in Bezug auf das Raumschiff Erde: Es wurde kein Handbuch mitgeliefert."

Buckminster Fuller

Ich möchte mir am Ende dieses Buch gerne ein paar Minuten Zeit nehmen, um mich bei Ihnen zu bedanken, dass Sie „vorbeigeschaut" und Ihre Zeit mit mir verbracht haben. Sie inspirieren mich unaufhörlich, genau wie Tausende anderer Personen, die ihr Denken für die Möglichkeiten des Unmöglichen geöffnet haben. Ich möchte, dass die Quantenheilung bei Ihnen funktioniert. Ich habe auf dieses Buch mit genau dieser Absicht ebenfalls die QE-Methode angewandt. Ich möchte, dass Sie absolut erfolgreich werden und das ist von meiner Seite her auch nicht ganz uneigennützig. Denn jedes Mal, wenn Sie eine

Quantenheilung durchführen, profitiere ich davon; die ganze Welt profitiert davon. Wenn Sie das jetzt auch vielleicht noch nicht verstehen, glauben Sie mir: Sie werden es bald verstehen. Meine Aufforderung, meine Bitte an Sie ist einfach: Wenden Sie die QE-Methode an und verbreiten Sie die Heilkraft des reinen Bewusstseins rasch und intensiv unter Ihren Mitmenschen. Da Sie dem Feuer des Bewusstseins am nächsten sind, werden Sie den größten Nutzen davontragen. Doch wir alle werden die Früchte Ihres einfachen Einsatzes ernten. Und wenn mehr von uns die Quantenheilung praktizieren, wird jede und jeder von uns in allen Lebensbereichen erfolgreicher und erfüllter werden. Was wir glauben, werden wir erleben. Über das „Schubladendenken" hinauszugehen, ein Begriff, der hoffentlich bald nicht mehr verwendet wird, sollte die Norm werden. Ja, grenzenloses Denken sollte gang und gäbe werden, um die Sicherheit und geistige Gesundheit der Menschheit sicherzustellen. Dass die Menschheit ums Überleben kämpft, wird in den Nachrichten schon gar nicht mehr gemeldet. Seit Generationen bahnen wir langsam aber sicher unseren Weg in Richtung Vergessen. Jeder disharmonische Gedanke, den wir denken, gleicht einem weiteren Sandkorn, das den Treibsand vermehrt, der uns langsam in die Tiefe zieht. Das ist natürlich Wahnsinn. Sie kennen den Wahnsinn: Immer gleich zu handeln und doch andere Ergebnisse zu erwarten. Unsere neue Welt entsteht nicht aus gut gemeinten Schriften und Erklärungen. Sie kann sich nicht aus dem gewöhnlichen und kollektiven Bewusstsein entwickeln, das das menschliche Denken bis heute dominiert. Sie kommt auch nicht von außen, sondern von tief innen, wo das vollkommene Bewusstsein wartet.

> **Jeder disharmonische Gedanke, den wir denken, gleicht einem weiteren Sandkorn, das den Treibsand vermehrt, der uns langsam in die Tiefe zieht.**

Ich weiß, die Behauptung klingt jetzt ein wenig hochtrabend, dass ein einfacher Heilprozess unsere kollektive Haut rettet, doch das kann er, denn den Ausschlag gibt nicht der Prozess, sondern das Bewusstsein, mit dem wir die Aufgabe angehen, die letztendlich die Kraft zur Verfügung stellt. Das haben Sie selbst erlebt. Bewusstsein heilt. Je bewusster wir sind, desto mehr Heilung findet in und um uns statt. Das geschieht ganz natürlich, spontan und mühelos.

Die gesamte Menschheit hat nur eine Lektion zu lernen: bewusst zu sein. Wir werden ständig daran erinnert, „im Hier und Jetzt zu leben". Doch was bedeutet das? Heißt das, dass wir aufhören, für die Zukunft zu planen oder unsere Erinnerungen aufzugeben? Natürlich nicht. Im „Jetzt" zu leben heißt, im reinen Bewusstsein zu leben. Das reine Bewusstsein löscht die psychische Zeit aus, befreit den Verstand vom Zwang zu handeln und gestattet ihm, die zeitlose und vollkommene Ordnung widerzuspiegeln. Ein bewusster Geist ist organisiert, energievoll und kreativ. Ein bewusster Geist ist friedlich. Er kann keinen Schaden anrichten.

> **Die gesamte Menschheit hat nur eine Lektion zu lernen: bewusst zu sein.**

Carl Jungs kollektives Unbewusstes und Rupert Sheldrakes neueres morphisches Feld veranschaulichen einen zentralen Punkt des Menschseins. Wie sich herausstellt, sind wir keine getrennten Wesen, die ziellos in einem Körper / Geist umherstreifen. Wir sind mit jeder anderen Seele auf diesem Planeten aufs Engste verbunden. Jeder einzelne unserer Gedanken und jede einzelne unserer Handlungen beeinflusst jedes andere atmende Wesen.

Gedanken sind wie aufgeladene Wolken, die andere Wolken ähnlicher Ladung anziehen. Je mehr Menschen ähnliche

Gedanken denken, desto mehr Momentum oder Schwung sammeln diese Bewusstseinswolken an. Das bezeichnet Sheldrake als morphisches Feld. Und diese morphischen Felder „füttern" wir nicht nur, sondern wir werden auch von ihnen beeinflusst. Daran erkennen Sie, dass es sehr wichtig ist, was wir denken und erleben. Falls Sie sich je gefragt haben, warum Menschen das gleiche schädliche Verhalten immer wieder an den Tag legen, dann finden Sie die Antwort im morphischen Feld.

Das kraftvollste, am meisten Leben spendende morphische Feld ist eines, das von Menschen erzeugt wird, die im reinen Bewusstsein leben. Das bringt mich zu meinem eingangs erwähnten Punkt über den „benutzerfreundlichen" Weltfrieden. Die Quantenheilung ist enorm wertvoll als Heilverfahren, doch das ist nur die Spitze des Eisbergs. Wenn nur ein kleiner Prozentsatz der Menschen ganz bewusst wird, beeinflusst dies das Denken und Leben *aller* positiv, selbst derjenigen, die nicht das reine Bewusstsein reflektieren. Ja, schon ein Prozent einer Bevölkerung, die die Kohärenz des reinen Bewusstseins ausstrahlt, kann ihre unmittelbare Umgebung tief greifend beeinflussen, sich von da ausbreiten und die ganze Welt erwecken. Das ist keine fantastische Philosophie, sondern wissenschaftliche Tatsache.

Mit ihrer Gründung in den 1960er-Jahren hat die Organisation für Transzendentale Meditation diese „Wirkung des einen Prozents" demonstriert. Sie konnte bestätigen, dass die Kriminalität zurückgehen würde, wenn nur ein Prozent der Bevölkerung einer Stadt die Kohärenz des reinen Bewusstseins erleben würde. Damals brachte man einige TM-Praktizierende in eine Stadt und ließ sie dort als Gruppe einfach bewusst sein. Laut Kriminalitätsstatistik der amerikanischen Bundespolizei für 22 Städte konnte die Gruppe die allgemeine Verbrechensrate signifikant um durchschnittlich 24 Prozent senken! Seitdem haben zahlreiche andere Untersuchungen gezeigt, wie allein fokussiertes Bewusstsein das Leben zum Besseren wenden kann.

In ihrem Buch *Intention – Mit Gedankenkraft die Welt verändern* (ebenfalls im VAK Verlag erschienen) stellt Lynne McTaggart zahlreiche solide wissenschaftliche Studien vor, die genau diesen Punkt stützen. McTaggart nennt sogar die genaue Zahl bewusster Menschen, die es bräuchte, um in den Vereinigten Staaten von Amerika und der Welt eine Welle der Kohärenz zu erzeugen. Sind Sie bereit dazu? Um sofort ein gesünderes, sauberes, liebevolleres Leben für alle Einwohner der USA zu erschaffen, braucht es nur 1730 bewusste Personen. Damit sich Frieden und Wohlstand über die ganze Welt ausbreiten, reichen bereits 8084 Menschen aus, die sich ihres Bewusstseins bewusst sind. Die Technologie, unsere Welt zu retten, liegt buchstäblich in unseren Händen.

> **Die Technologie, unsere Welt zu retten, liegt buchstäblich in unseren Händen.**

Die Quantenheilung hat die Kraft und Macht, Ihre Welt vor Ort zu heilen. Doch dieser Einfluss beschränkt sich nicht nur auf Sie und Ihre unmittelbaren Belange. Wenn Sie die QE-Methode durchführen, strahlt Ihr beruhigender Einfluss sofort nach außen und hilft, unser aller Leiden zu heilen. Mir fällt der Name des französischen Philosophen nicht ein, der sagte, dass das einfache Hinunterbeugen und Pflücken einer Blume den Schwerpunkt des ganzen Universums verändert. Und das ist nicht anders, wenn Sie eine QE-Sitzung durchführen. Mit jeder Quantenheilung pflanzen Sie einen Setzling, der eine höchst seltene Blüte hervorbringt. Wie wenn Sie einen Kieselstein in einen ruhigen Teich werfen, sendet Ihre heilende Berührung ein friedliches Kräuseln aus, das sanft an die fernen Ufer jedes Universums schwappt. Mit jeder QE-Sitzung machen Sie die Welt zu einem besseren Ort.

Natürlich ist die Quantenheilung nicht der einzige Weg zu

Bewusstheit. Es gibt Tausende Wege zu innerem Frieden und äußerer Harmonie. Ich appelliere an uns alle, täglich – so oft wir können – bewusster zu werden. Die QE-Methode ist einfach, unmittelbar und macht Spaß. Sie hat sofortige praktische Vorteile sowie eine langfristige Auswirkung auf Körper, Geist und Umgebung. Um sie anzuwenden, brauchen Sie sich keine Zeit frei zu halten und sind an keinen bestimmten Ort gebunden. Sie können sie zu jeder Zeit und überall praktizieren. Außerdem müssen Sie dafür nicht bewusst „dasitzen". Vielmehr lehrt sie Sie, sich durch die Fülle zu bewegen, dadurch vertieft sich ihre Wirkung und sie verankert sich in Ihrem Alltag. Diese Vorteile machen die QE-Methode zur perfekten Übungspraxis für Mönche, Multimillionäre und alleinerziehende Mütter dreier Kinder. Wenden Sie die Quantenheilung mehrmals täglich an. Führen Sie nur die QE-Methode durch oder nutzen Sie sie als Ergänzung zu anderen Wegen, bewusster zu werden, um deren Wirkung zu steigern. Hängen Sie die Quantenheilung an Ihre Meditationen oder Gebete an, an Geschäftsbesprechungen, während Sie im Verkehrsstau stecken oder im Supermarkt an der Schnellkasse stehen mit lauter Zutaten für ein schnelles Abendessen. Wenden Sie diese einfache Sache an und erleben Sie am eigenen Leib die wunderbare Transformation, die sie in Ihr Leben bringt.

Wenn Sie nicht glauben, dass meine Worte wahr sein können, sollten Sie die Probe aufs Exempel machen. Denn wenn ich daneben liege, haben wir Menschen uns in eine schrecklich trostlose Ecke manövriert und Sie haben sowieso nichts zu verlieren. Und selbst wenn, dann haben Sie immer noch eine recht bemerkenswerte Methode, um Verstauchungen, Verdauungsprobleme, gebrochene Herzen und Ähnliches zu heilen. Doch wenn ich richtig liege, dann werden Sie zu den Ersten gehören, die in das Licht eines Lebens in Wohlstand und Frieden gelangen. Es gibt nur einen Grund, der Sie zurückhält, eine Überzeugung, dass das so nicht sein kann. Die einzige Überzeugung, die Sie hinter sich lassen sollten, ist die, die Sie davon abhält, den ersten Schritt zu machen. Danach ist es einfach. All das erinnert mich an ein kurzes Gespräch zwischen Alice und der Weißen Königin aus der Verfilmung von Lewis Carrolls Buch *Alice im Wunderland*.

> „Es ergibt keinen Sinn zu versuchen", sagte Alice, „man kann keine unmöglichen Dinge glauben."
>
> „Ich behaupte mal, dann hast du darin nicht genug Übung", erwiderte die Königin.
>
> „Als ich so alt war wie du, habe ich das jeden Tag eine halbe Stunde lang gemacht. Ja, manchmal habe ich sogar schon vor dem Frühstück sechs unmögliche Dinge gedacht."

Ich bitte Sie nicht einmal, Ihre Überzeugungen zu ändern. Überzeugungen verändern unsere Welt nicht, Bewusstsein verändert sie. Behalten Sie also Ihre Überzeugungen bei, wenn Sie das möchten; aber seien Sie bewusst. Das Bewusstsein wird Ihnen ermöglichen, funktionierende Überzeugungen beizubehalten und diejenigen sanft aufzulösen, die weder Ihnen noch der Welt dienen.

Praktizieren Sie die Quantenheilung möglichst oft mit spielerischer Zielstrebigkeit. Werden Sie zu einem Kind, das mit großen Augen seine Welt erforscht. Wann haben Sie sich zum letzten Mal in dieser hektischen Welt dem Zauber des Augenblicks hingegeben? Erinnern Sie sich, wie viel Freude es bereitet, auf dem Rücken im Gras zu liegen und zuzusehen, wie weiße Wolken gemächlich durch den tiefblauen Himmel ziehen? Damals haben Sie vielleicht das reine Bewusstsein nicht bemerkt, das in Ihnen das tiefe Gefühl von Frieden und Freude hervorrief. Jetzt kennen Sie das reine Bewusstsein, lassen Sie sich vollständig von seinen Armen umfangen. Nehmen Sie sich das, was bereits Ihres ist. Heilen Sie Ihre Welt und heilen Sie so unsere Welt, eine Seele nach der anderen.

Über den Autor

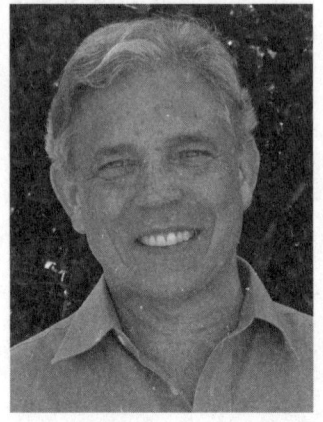

Dr. Frank Kinslow ist Chiropraktiker und arbeitet als Dozent an der Everglades-Universität in Sarasota, Florida. Dort betreibt er auch seine private Praxis. Er hält Vorträge und ist häufig zu Gast in Radio- und TV-Sendungen. Seit Erscheinen seines Buches *Quantenheilung* ist er im deutschsprachigen Raum ebenfalls ein gefragter Referent. Er ist weltweit der einzige Lehrer für die von ihm begründete Methode *Quantum Entrainment®* / *Quantenheilung* und unterrichtet sie regelmäßig auch in Deutschland. (Aktuelle Termine unter *www.quantenheilung.info*)

Bei VAK sind von Frank Kinslow bereits erschienen:

- *Quantenheilung. Wirkt sofort – und jeder kann es lernen* (2009)
- *Quantenheilung – das Hörbuch* (3 Audio-CDs, 2009)
- *Quantenheilung – Meditationen und Übungen* (2 Audio-CDs, 2009)
- *Quantenheilung erleben. Wie die Methode konkret funktioniert – in jeder Situation* (2010)
- *Quantenheilung Taschenkalender 2011*
- *Suche nicht – finde alles* (erscheint im September 2010)
- *Quantenheilung im Alltag 1: Übungen für Gesundheit, Freizeit und Beruf* (2 Audio-CDs, erscheint im September 2010)
- *Quantenheilung im Alltag 2: Übungen für Partnerschaft, Familie und Kommunikation* (2 Audio-CDs, erscheint im September 2010)

Weitere Informationen:

- Die Website von Dr. Frank Kinslow in englischer Sprache: *www.quantumentrainment.com*
- Das offizielle deutschsprachige Forum für Quantenheilung / Quantum Entrainment®, autorisiert von Dr. Frank Kinslow: *www.quantenheilung-forum.de*
- Erfahrungsberichte, Interviews und Veranstaltungen im deutschsprachigen Raum mit Dr. Frank Kinslow: *www.quantenheilung.info*

Das deutsche Quantenheilung-Forum ist online!

Tauschen Sie sich mit anderen QE-Begeisterten aus: *www.quantenheilung-forum.de*

Dr. Frank Kinslow:
Quantenheilung
Das Hörbuch
VAK audio

Endlich ist das Hörbuch zum Bestseller Quantenheilung erhältlich! Die drei CDs enthalten das komplette Buch und bieten mehr als drei Stunden Hörgenuss vom Feinsten. Holen Sie sich die revolutionäre Methode nach Hause und entspannen Sie sich schon beim Zuhören. Denn Quantenheilung ist eine revolutionär einfache und hochwirksame Selbsthilfemethode, die jeder lernen kann: Sie arbeitet mit sanfter Berührung und versetzt das Nervensystem spontan in einen Zustand, in dem Heilprozesse stattfinden können. Der Clou am Hörbuch: Sie können die im Buch enthaltenen Meditationen direkt von der CD mitmachen!

3 Audio-CDs, Laufzeit: ca. 210 Minuten
ISBN 978-3-86731-064-2

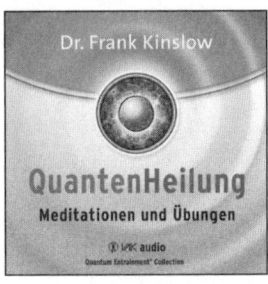

Dr. Frank Kinslow:
Quantenheilung
Meditationen und Übungen
VAK audio

Die praktische Übungs-CD ist die ideale Ergänzung zum Bestseller *Quantenheilung*: Auf ihr zu hören sind die wichtigsten der im Buch enthaltenen Meditationen sowie sieben weitere neue Übungsanleitungen, die den Einstieg in die Methode erleichtern und vereinfachen. So wird Quantenheilung zum Kinderspiel!

2 Audio-CDs, Laufzeit: 85 Minuten,
ISBN 978-3-86731-078-9

Dr. Frank Kinslow:
Quantenheilung erleben
Wie die Methode konkret funktioniert – in jeder Situation
Leseprobe unter: www.vakverlag.de

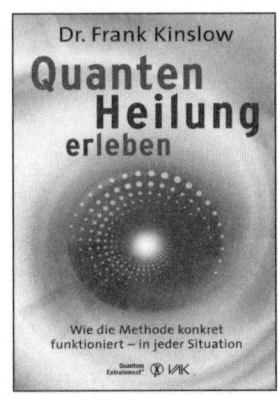

Quantenheilung erleben bringt neue ausführliche Informationen zur Methode und demonstriert anhand zahlreicher Anwendungsbeispiele, wie man diese Selbsthilfetechnik optimal in den Alltag integrieren und für sich nutzen kann: Ob Arbeit oder Freizeit, Familie oder Finanzen, Gesundheit oder Kreativität – Quantenheilung löst hinderliche Blockaden und hinterlässt zudem ein nachhaltiges Wohlgefühl. Diese sanfte und leicht erlernbare Methode verhilft garantiert zu persönlichen Durchbrüchen!

288 Seiten, 3 Abbildungen, Paperback (13 x 20,5 cm) ISBN 978-3-86731-058-1

Abonnieren Sie unseren Newsletter (gratis) unter: www.vakverlag.de

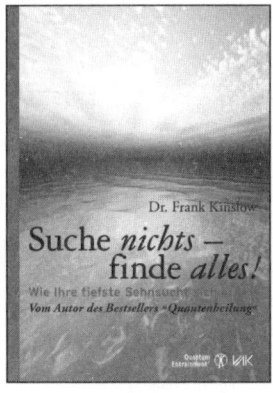

Dr. Frank Kinslow:
Suche nichts – finde alles!
Wie Ihre tiefste Sehnsucht sich erfüllt

Leseprobe unter: www.vakverlag.de

Innerer Friede, nicht flüchtiges Glücksgefühl, bringt uns die Erfüllung unserer tiefsten Sehnsüchte. Aus persönlichen Erlebnissen und humorvollen Geschichten, aus Reflexionen und Selbsterfahrungsübungen hat Frank Kinslow einen „Reiseführer" durch die Landschaft unseres Lebens zusammengestellt. Inneren Frieden zu finden, dazu bedarf es der Veränderung unserer Wahrnehmung: die Welt mit neuen Augen sehen und das, was ist, vollständig annehmen. Ein ebenso praktisch-konkreter wie philosophisch fundierter Wegweiser zu erfülltem Leben!

288 Seiten, Hardcover (15 x 21,5 cm)
ISBN 978-3-86731-073-4

Lynne McTaggart:
Intention
Mit Gedankenkraft die Welt verändern
Leseprobe unter: www.vakverlag.de

Gedanken können die Welt verändern! Nach vielen Jahren Recherchearbeit bei Wissenschaftlern und Koryphäen der Bewusstseinsforschung hat Lynne McTaggart hier ihr Wissen für jeden zugänglich gemacht. Sie zeigt, wie man seine Gedanken fokussieren und nutzen kann, um sein Leben zu verändern – oder gar die ganze Welt? Jeder kann den Gang der Dinge mitbestimmen; und Lynne McTaggart lädt ein, sich an den weltweiten Intentions-Experimenten zu beteiligen, die sie und ihr Team von Wissenschaftlern nach standardisierten Bedingungen auswerten und überprüfen.

368 Seiten, Hardcover (15 x 21,5 cm)
ISBN 978-3-86731-009-3

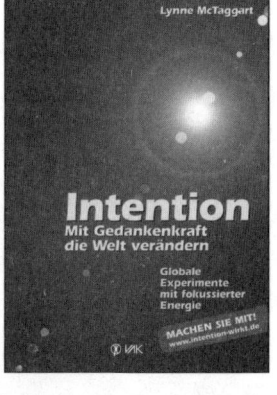

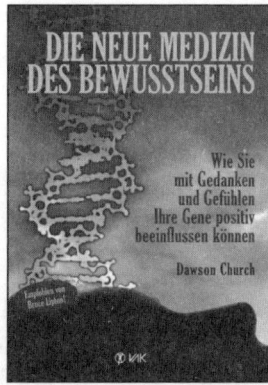

Dawson Church:
Die neue Medizin des Bewusstseins
Wie Sie mit Gedanken und Gefühlen
Ihre Gene positiv beeinflussen können
Leseprobe unter: www.vakverlag.de

Unsere Gene sind kein Schicksal, das berichtete im April 2007 das Magazin GEO. Jedes einzelne Gen verfügt über „Schalter", wodurch es „an- oder ausgeknipst" werden kann. Diese neue „Medizin des Bewusstseins" ist wissenschaftlich belegt. Nicht die Gene bestimmen Persönlichkeit und Krankheitsrisiken, sondern die „Schalter", die wir selbst positiv beeinflussen können: durch unser Denken, unsere Gefühle, unseren Lebensstil – von Affirmationen, über Beten und Meditieren bis hin zur Klopfakupressur.

352 Seiten, 110 Fotos und Abb., Hardcover (15 x 21,5 cm)
ISBN 978-3-86731-017-8

Bestellen Sie unsere kostenlosen Kataloge unter: www.vakverlag.de